微创手术的来龙去脉

（日本）木原和德 著

王植柔 译

宋金梅 校

广西科学技术出版社

图书在版编目（CIP）数据

微创手术的来龙去脉 /（日）木原和德著；王植柔
译. —南宁：广西科学技术出版社，2019.11
ISBN 978 - 7 - 5551 - 1121 - 4

Ⅰ. ①微… Ⅱ. ①木… ②王… Ⅲ. ①显微外科学—
研究 Ⅳ. ①R616.2

中国版本图书馆 CIP 数据核字（2019）第 005539 号

微创手术的来龙去脉
WEICHUANG SHOUSHU DE LAILONG-QUMAI

（日）木原和德　著

王植柔　译

责任编辑：罗煜涛　　　　　　　　　版权编辑：朱杰墨子
责任校对：陈庆明　　　　　　　　　封面设计：梁　良
责任印制：韦文印

出 版 人：卢培钊　　　　　　　　　出版发行：广西科学技术出版社
社　　址：广西南宁市东葛路 66 号　　邮政编码：530023
网　　址：http://www.gxkjs.com

经　　销：全国各地新华书店
印　　刷：广西雅图盛印务有限公司
地　　址：南宁市高新区创新西路科铭电力产业园
邮政编码：530007
开　　本：787 mm×1092 mm　　1/16
字　　数：143 千字　　　　　　　　印　　张：11
版　　次：2019 年 11 月第 1 版　　　印　　次：2019 年 11 月第 1 次印刷
书　　号：ISBN 978 - 7 - 5551 - 1121 - 4
定　　价：68.00 元

译版序言一

专家简介

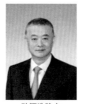

孙颖浩院士

主任医师，博士生导师，中国工程院院士
海军军医大学校长兼泌尿外科中心主任
全军前列腺疾病研究所所长
"973"首席科学家
亚洲泌尿外科学会（UAA）前任主席
中华医学会常务理事
中华医学会泌尿外科分会主任委员
中国医师协会副会长
中国医师协会泌尿外科医师分会候任会长
中国医师协会医学机器人医师分会候任会长
中国医学装备协会泌尿外科分会主任委员
全军泌尿外科专业委员会主任委员
上海市科学技术协会副主席、上海市医学会副会长
上海医学会泌尿外科分会荣誉主任委员
上海医师协会泌尿外科医师分会会长
美国生殖泌尿外科医师学院（AAGUS）海外院士

此书记录的是一位学者致力让手术治疗低侵袭化的毕生历程。

外科手术是对人体有损害的治疗手段。作为外科医生，在实施手术时，如何在达到治疗目的的基础上，尽量减少对患者的创伤，是我们的毕生追求。木原和德教授处于从传统的开放手术转向腹腔镜手术的时代，他不但学习应用腹腔镜手术，而且吸收这两种手术方法的优点，并将它们结合起来，研发出"单孔·无气腹·内腔镜辅助下的泌尿外科手术"，这是在继承前人经验基础上有所创新的典范。

在20世纪末，外科引进内视镜技术。腹腔镜手术以其切口缩小、痛苦减轻、住院时间缩短，实现了手术患者的三大愿望，顺理成章地取代了开放手术。腹腔镜手术的低侵袭性，令人感到这是十分完美的手术方法，因此它迅速地进入到外科的各个领域，风靡全球。

在泌尿外科领域应用腹腔镜技术的过程中，木原和德教授一方面觉得研发这种手术的人十分了不起，但另一方面又感到腹腔镜手术"华而不实"。其理由如下：

腹腔镜手术缺失了人类生存必需的立体视觉和多关节的掌指功能，它依赖一个看不到深处的平面显示器的图像，使用没有关节活动、像筷子那样长条状镊子、持针器和剪子进行手术。与具有立体感视觉和依靠多关节手指进行的开放手术相比，其流畅度是无法比拟的。此外，肉眼还具有俯视的广阔视野，这是腹腔镜手术无法得到的效果，它只能通过把持内腔镜助手的镜头获得狭小的视野，对视野以外的器官组织情况只能凭想象。

针对腹腔镜手术存在的问题，世界上出现了两种不同的改进方向：

其一，应用现代光学、机器人和遥控技术，在腹腔镜手术的基础上，使手术者获得立体视觉和操作灵活的机械手柄。在1997年上半年，Intuitive Surgical公司使用Mona原型机制作"机器人内窥镜控制系统"，用"达芬奇手术系统"的名称，提交给美国食品药品监督管理局（FDA）。一个月之后获得了美国FDA准许在普通外科手术中的应用许可。2001年，美国FDA准许"达芬奇手术系统"应用于胸腔手术和根治性前列腺切除手术。

其二，1998年以来，以东京医科齿科大学的木原和德教授为首的团队，吸取开放手术和腹腔镜手术两者的优点，创立了"微小切口内腔镜下泌尿外科手术"。后来，在索尼公司的帮助下，应用现代光电技术，历经"单孔·无气腹·内腔镜下手术"的阶段，现在向"RoboSurgeon"（手术者机器人化）发展。

对于达芬奇手术机器人在外科的应用评价如下：有如在21世纪之初，太空中一颗小陨石冲进世界的手术室。它像6500万年前落在墨西哥湾尤卡坦半岛上的直径10 km的陨石一样，引起世界物种结构的大改变，从此，大型爬行类动物在地球上消失，迎来哺乳类动物昌盛的时代。这颗达芬奇手术机器人"小陨石"，将会导致外科手术器械和手术方法的改革。

由于手术机器人本身属于高端医疗产品，因此目前在中国能应用的人群也是局限在富裕阶层，同时手术机器人兼有设备昂贵和耗材费用高的双重特性，对品质重视程度超过性价比，在我国难以推广普及应用。

"单孔·无气腹·内腔镜下手术"在我国知之者不多，该手术就是针对达芬奇手术机器人的高额设备费和每次手术的高额一次性耗材的问题而创立的低侵袭手术方式。这种手术方法是在原开放手术基础上，将大切口缩小为小切口（长度在5 cm以内，相当于腹腔镜手术结束时为了取出被切除的器官所做的切口长度），用简单器械，在内腔镜辅助下，沿着组织和器官的天然间隙完成手术。此手术价格低廉，能让低收入人群也能获得优质的低侵袭医疗服务，适合发展中国家的国情，值得在我国推广应用。

值得一提的是，应该感谢广西医科大学第一附属医院原大外科（兼泌尿外科）主任王植柔教授，他一直关注"单孔·无气腹·内腔镜下手术"的发展和推广应用，在退休后以接近80岁的高龄为我们翻译相关的书刊，让同道们了解RoboSurgeon的发展情况，其精神十分可贵。

在信息时代，人工智能（AI）技术正在迅速发展，它正在以势不可阻挡的趋势进入外科手术领域，外科手术正在走上人工智能化、自动化手术的发展道路，这将推动医学的技术革命，我们将拭目以待。

译版序言二

专家介绍

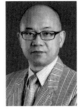

中山大学附属肿瘤医院泌尿外科主任，博士生导师
中国抗癌协会泌尿生殖系肿瘤专业委员会第一、第二届副主任委员
广东省抗癌协会泌尿生殖系肿瘤专业委员会主任委员
中国临床肿瘤学会理事
中国临床肿瘤学会前列腺癌专家委员会副主任委员
中国临床肿瘤学会膀胱癌专家委员会副主任委员
广东省医学会泌尿外科学分会副主任委员

周芳坚教授、主任医师

　　日本东京医科齿科大学附属医院原院长、泌尿外科教研室主任木原和德教授退休了，退休后出版《ミニマム創手術の来た道、行く道》的大作，经广西医科大学第一附属医院原大外科·泌尿外科主任王植柔教授翻译，以《微创手术的来龙去脉》出版。

　　该书是木原和德教授从事泌尿外科医学教研工作毕生经验的总结，对腹腔镜技术从引入泌尿外科并逐步开展到普及过程中存在的问题的思考，如何解决或避免泌尿外科手术中应用腹腔镜技术存在的问题，介绍他将腹腔镜技术和开放手术经验结合起来，独树一帜创立"小切口·无气腹·不损伤腹膜"的手术方法，以及对泌尿外科手术如何向人工智·自动化手术发展的思路。在此书中，木原先生说了我想说而又没有说出来的，他做了我想做而又没有做的，或者说做不了的事。因此，我愿意向广大泌尿外科同道推荐这本极富参考价值的书。

有人认为批判精神是时代进步的源泉。

木原和德教授工作于日本著名的东京医科齿科大学，接受了良好的泌尿外科开放手术熏陶，后来到美国匹兹堡大学学习腹腔镜技术，是一位处于泌尿外科手术从开放手术向腔镜手术转型时代的医生。当他在泌尿外科应用腹腔镜技术过程中，发现此技术存在各种各样的问题，有"华而不实"的感觉。于是，他吸收开放手术和腔镜手术的优点，创立了独特的"小切口·无气腹·保护腹膜"的手术方法。他利用腔镜技术和自己制作的手术器械，尽可能地缩小开放手术的切口，在无气腹状态下、利用腔镜直视沿解剖层面分离，克服腔镜手术缺乏立体视觉和手术器械操作不便的缺点，既能减少手术创伤和出血，又能以最低的耗材消耗，完美达到手术目的，并降低手术费用。此方法得到欧洲泌尿外科学会认可，并被定名为"无气腹·单孔手术"。

2011年，广西医科大学王植柔教授翻译出版木原和德教授的《微创内腔镜下泌尿外科手术图解》，我应邀到广西南宁参加学术交流，经王植柔教授引荐，认识了木原和德教授。时隔十年不到，他利用3D影像技术，首创头盔式手术显示器，开创了"RoboSurgeon"（手术者机器人化）技术，提出让泌尿外科手术向人工智能、自动化方向发展，值得我国泌尿外科同道的关注。

当前，达芬奇机器人手术的普及应用，以及达芬奇机器人手术系统的不断改进和优化，代表了当前外科手术技术发展的一个主流方向，但外科的基本原则和目标并没有发生根本性的改变，在权衡新技术所带来的利与弊时，作为医生的我们需要不断思考与探索，是否有其他更简便的方法可以达到治病救人的目的。木原和德教授的"RoboSurgeon"的概念，可能代表了当代外科手术技术发展的另一方向。这对老龄化加速到来的我国，要实现国家的健康梦，以有限的医疗资源和财力，保障国民的健康，值得借鉴和思考。

但是要真正实施该书中的理念，需要有坚实的解剖学基础、丰富的开放手术经验和高超的腔镜下手术技术，尤其是在处理恶性肿瘤的时候，如不能深刻理解和仔细权衡，片面追求最小切口和创伤，往往会让患者付出更大的代价。

无论在什么时代，创新和发展都是进步的动力，更何况我们所处的时代是一个日新月异的信息时代！

中山大学附属肿瘤医院　周芳坚

译版前言

　　木原和德先生在此书中说了我想说而又没有说出来或者是没勇气说出来的话，他也做了我想做而又来不及去做的事。他说的话和做的事，泌尿外科医师都明白、都能理解，是外科医师的心声。但在目前以腹腔镜和达芬奇机器人手术占主流的形势下，没有人有勇气去说、去挑战、去逆流而上。其实这些事大家只要去做，都能做到，但却没有动手去做或者说我们尚未有条件去做。

　　就像当年哥伦布竖立鸡蛋的故事一样。当众人都不能将浑圆的鸡蛋树立起来时，哥伦布轻轻地敲烂蛋壳，稳稳地将鸡蛋竖稳在桌面上。这样简单的事，众人都懂、都能做，但只是当时没有人去做，这就是哥伦布的伟大之处。

　　这就是我在翻译出版了木原和德教授的大作《イラストレテッドミニマム内視鏡下泌尿器科手術》（《微创内腔镜下泌尿外科手术图解》）之后，再次翻译《ミニマム創手術の来た道、行く道》（《微创手术的来龙去脉》）的动机。

　　2003年，当我离开行政岗位，回到广西医科大学附属肿瘤医院建立泌尿外科时，我国泌尿外科手术正处于从开放手术向应用腹腔镜技术的时代，意味着微创手术时代的到来。当我们在泌尿外科的后腹腔手术中应用腹腔镜时，总觉得与开放手术相比，其安全性和流畅度是无法比拟的。如果在人工气腹的状态经腹腔进行泌尿外科手术，就和胃肠道手术没有什么区别了，违背了泌尿外科手术是后腹腔手术的原则。

正当困惑的时候，日本《临床泌尿器科雑誌》在2006年之后不断发表一些关于"小切口手术"的文章和讨论泌尿外科腹腔镜手术存在的问题。在此影响之下，我在行肾肿瘤手术时，开始应用"小切口手术"方法。2007年，日本医学书院出版木原和德先生的著作《イラストレテッドミニマム内視鏡下泌尿器科手術》。阅读此书之后，觉得这是"小切口手术"方法的集大成。书中详细介绍小切口手术研发过程和创作思想，其出发点完全是从减少病人的痛苦，将手术创伤降低到最小程度，且又能节约医疗费用为目的。这是值得推广应用的手术方式。

在应用和试图推广小切口·无气腹手术过程中，我感觉到，木原和德教授的手术技巧已达到炉火纯青的地步。他是在继承开放手术的基础上，吸收腹腔镜手术的优点，创立"单孔（小切口）·无气腹"的手术方式。只有在掌握《術者からみた局所解剖》（《手术者目睹的泌尿外科局部解剖》）一书的基础之上，才能理解和掌握"单孔（小切口）·无气腹·内腔镜下"泌尿外科手术的原则和方法。也就是说，这需要一个相当长的修炼过程。

此后，木原和德教授在此基础之上，引进现代光学、电学和数字化技术，将"单孔（小切口）·无气腹"手术向"RoboSurgeon"（手术者机器人化）推进，并提出向智能化（AI）手术发展的构想。2018年，其出版的《ミニマム創手術の来た道、行く道》全面介绍泌尿外科手术从开放手术时代转入内腔镜手术时代，手术方法和手术技巧的发展状况，以及未来发展的趋向。

目前，世界科学技术迅速发展，正是达芬奇手术机器人手术在泌尿外科的应用的时代。而我已是进入无法适应的高龄时代，只好"寄语来者期待百年树人"，这就是我翻译《ミニマム創手術の来た道、行く道》的目的。

此书中引用大量日本的文学典故，在翻译过程中，我得到广西大学日语系宋金梅副教授的鼎力相助，在文字处理方面还得到广西医科大学附属肿瘤医院泌尿外科秘书雷文洁女士的大力帮助，在此致以衷心的感谢！

王植柔

2019年大暑

谢　词

"这是一种患者愿意接受、医师乐于实施、有益于社会的手术方式。"

在此，谨以幼儿栏目中经常使用的简单明了的语言，献给：

和我一起迎风迈进教室的同事们；

接受这种手术理念的病友们；

支持这项事业的同道们。

回首往昔，一直坚持创立新型手术方式的朋友们，你们是我的大恩人！

已经到达考虑延年益寿的岁月，自然会关心媒体中保健养生的栏目。

当考虑身后事和阅读已故者事迹时，我就有一个愿望：必须将我这20多年以来研发和改进的手术方法，所思考的问题和所进行的改进告诉后来者。

对此敝作，如果诸位能耐心细致地阅读的话，在开卷之前谨致以深深的感谢！

前　言

余20多年以来，致力研究和创立低侵袭手术的理念和方法，转眼间到了退休的年龄，只好忍痛割爱，将我的工作告一段落了。

此际，我想用简明易懂的语言，将我毕生研究和开发的微创手术方法的来龙去脉，告诉我年轻一代的同事，但又怕我的一厢情愿耽搁他们宝贵的时间，或带来不必要的烦恼。于是，我只好将过去的全部著作梳理、整理出版，让同道们在茶余饭后便于查阅，能在2～3分钟时间内阅读一个专题之后，可以理解其大意。

作为长辈，我要给年轻一代寄予以下的期望：希望青年一代不要满足于现在已掌握的学问和技巧，应该树立更远大的目标，更上一层楼。

对于我而言，如果用讲述我前仆后继、坚持信念的故事，能够准确地表达本人所创立和研发的手术的梦想的话，则死而无憾了。

本书所述的内容，是我一生努力的结晶，我尽量用轻松的心情叙述，如能得到大家的欣赏和好评的话，是一件非常愉快的事。

木原和德

2017年6月

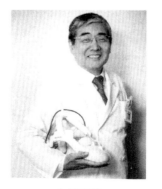

木原和德

目　录

第一章　概　述

～～～～～～～～～～～～～～～～～～～～～～～～

一、从圣桥坠落之梦

这是展现在眼前的梦境（参照喜剧演员寅次郎的电影开场方式）。

在东京神田川畔的东京医科齿科大学的斜对面，屹立着一座大桥，大桥将耸立在神田川两岸的汤岛圣堂和尼古拉大教堂连接起来，这是神圣的大桥。

我倚栏而立，忽然从桥栏缓慢地坠落入神田川，在滚滚流淌的江水中，彷徨痛苦挣扎（图1-1）。

"若有更舒服的死法，多好哪！"

在悔恨之中，意识逐渐丧失。

"啊！眼前一片空白，哎呀！醒醒啊！"

对自己呼喊。

"完了！完了！这不是死亡来临了吗？"

在这个瞬间，惊醒了。

"呀！一场惊梦！"

醒后，感到咽喉干燥不适。

这个夜晚显得特别漫长。这样的梦幻，相隔一段时间，在遗忘之际，又重新再现。

"万一我研发的手术方式行不通的话，岂不误导同事们了吗？患者谁也不会来就医了吗？"

日有所思，夜有所梦，心中经常处于这样不安的状态，岂能不做噩梦。而且，我常常在梦中大声呼喊梦话，惊动睡在身旁的老伴而受到指责。

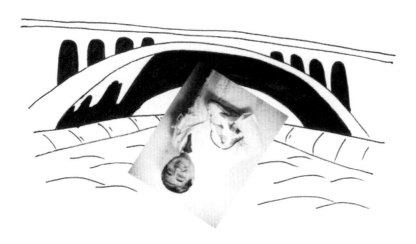

图1-1　从圣桥坠落之梦（这是梦中桥的情景）

认真地思考，我进行研发的手术方式和思路，与当今世界手术的发展潮流方向是反其道而行的。我心中经常掂量此事正确与否，为此感到不安，这也就成为噩梦的根源。目前在世界上也许就只有我一个人在做这样的事。正如电影《寅次郎的故事》中所说的那样，做男人不容易啊！这是十分令人困惑的事。

噩梦虽不断有，但更多的梦境是令人振奋的，梦中不断传来赞扬的声音："这是一种患者愿意接受、医师乐于实施、有益于社会的手术方式。"

后来，噩梦消失了。在退休之后，回顾自己走过的路，无论什么样的梦境都能激发可贵的怀念，真是难以想象。

"应该自信，创立的那样的手术方法和思路是正确的吧！"

我将头脑中的一切烦恼束之高阁，从怀疑自己的困惑阴影中走出来，与科室的同事一起，向前迈进。

二、力争在头脑清醒时完成著书立说的工作

目前，世界泌尿外科的手术领域在以惊人的速度发展。在短时间内，实现从开放手术转向腹腔镜手术，进而实现应用达芬奇机器人手术的华丽转身。而我却从 20 世纪 90 年代末开始至今这 20 多年间反其道而行之，从另外一个方向改进手术方法，相关内容在后面详述。纵观世界普及腹腔镜手术和应用达芬奇机器人施行手术，面对这样的现实，在觉得很了不起的同时，又感觉到哗众取宠、奢侈浪费的气氛。这令我深感不安。

"手术方法的改进，还有其他途径吗？未来，我这里所进行的研发事业，能否成为更加良好的手术方法？"这成为主导我 20 多年研发工作的动机。

正当研发工作看到胜利的曙光时，"呀！已是退休的时候了。"

新陈代谢是大家都明白的自然规律，表现为体力开始下降，大脑逐渐变得迟钝。脑力的衰退尤其明显，亲朋好友的名字逐渐叫不上来了。

"在失去记忆之前，如果能将改进手术方法的研究思路和已经取得的成就写成书，保存下来，对拥有更高追求目标的后来研究者而言，是会有裨益的。"

这样做的话，我把大家搞得永无宁日了。

制订新的目标如下：

"手术在一个很小的单孔中进行，不使用 CO_2 气体制作人工气腹，不切开腹膜，降低手术费用。"

进一步的发展目标是：

"手术由机器人化的医师施行，即 RoboSurgeon（机器人化手术者）手术。"

现在的梦想如下：

"手术由机器人化外科医生与外科机器人协同进行，即自动化智能手术。"

在子夜写作时，精神特别兴奋，于是回忆起曾经设想的各种各样的未来手术的情景和创作思路，历历在目，宛如眼前的现实。与此同时，随着心潮澎湃，血压也飙升。这是福还是祸呢？（可能对阅读敝作的读者而言，是祸吧！）这是战斗不息、闲不下来的人的结局。

三、对既往手术治疗的反思

提起笔写作时，从医至今的我不觉触景生情，各种感受像走马灯那样，一幅幅画面轮番浮现在眼前。（走马灯转动一旦停止，你欢迎吗？）

当患者得知患癌症时，常会感到绝望。如果能将癌瘤完整地取出来，患者生命得救了，他就会对医生说："这真是托医生的福了。"

这 40 多年以来,这样的感谢语言无数次听到,回忆起这样的情景,我作为医生感到十分自豪。

但当我们用现在的医疗水平和眼光回头看一看,又会得到这样的结论:"那时这样的肾脏也许能够保留,那个膀胱不应该切除,那个前列腺应用局部治疗也许更为妥当。"虽然当时也是按照诊疗指南实施处理的,但是想到这些,心情依然变得十分沉重。

"现在还能不断地得到这样的感谢吗?"此时此刻,我这个 66 岁的经验丰富的医生,以复杂的心情在反思。

在回顾当年风靡全球的治疗手段,或者是按诊疗指南(这指南是全世界通用的)的治疗的优缺点时,觉得当时最初的认识与上了年纪之后的感觉是不同的,认知逐渐在改变。只有到后来反思时,还觉得治疗效果良好的话,医生才能有成就感,才能心安理得地睡觉。

在某一段时间内,风靡全球的各种各样的治疗方法给患者和社会带来不良效果的事层出不穷,许多问题逐渐暴露出来,具体的事例在此不再列举。

"在接受这些先进的治疗手段和诊疗指南作为优良的医术进行执行时,是否经过自己的深思熟虑呢?"似乎按指南作为标准进行医疗,医生才会感到心安理得。回头一看,我觉得这是过于简单的结论。

虽然常说"对往昔之事无须瞻前顾后,只顾勇往直前",但是一旦不进行反思,很多事就模糊不清了。

因为在医生的医疗行为中蕴含着深刻的人生诠释(也许只是我自己的想法)。

四、对医疗费用使用情况的感悟和反思

日本实行全民医疗保险制度，这是全民共同出钱支持的事业。它让穷人也能和富裕的人群一样得到良好的医疗保障，这样的制度成为日本社会安定的基础。在日本人的日常生活中，形成了人人具有生命平等的意识氛围。

然而，对这样以统筹的方式募集的资金的使用额度和限额，大家都不大关心。特别对于医生，他们是否知道自己能支配使用的医疗费用金额？很多人从来都不闻不问，甚至也忘记了（我自己也不例外，真感到羞耻）。这样的状况，在附近卖鱼店和菜市场的老板身上绝不可能发生。日本人意识到"人的生命是不能用金钱换来的"，在医疗保健方面从不吝惜金钱，无意之中形成了不考虑医疗费用的气氛，无论有钱或者没有钱，都耗费大量的费用。对病人这样的治疗方针，成为目前社会通病。因为世界上没有摇钱树，这样下去会破坏整个医疗保险制度。

还有这样的说法："良好的医疗，如果没有足够的资金支持是不能获得的，如果要享受这样的医疗水平，就得要破产。"这是现实，日本正步美国的后尘。

"准确判断医疗效果与医疗费用之间的性价比，除去不合理的支出，多余的费用必须回归医疗的目的。"虽然这是大家都赞成的道理，但是在实施过程中却大打折扣。

现实的医疗费用每年以兆为单位持续不断地增长，经济不景气的年份的医疗费用远远超出国家税收的支付能力。细想起来，我不禁犹如医疗经济学家那样忧心忡忡。

"当医疗服务成为获利的对象时，医疗费用就会增加。"造成连国立大学的附属医院都以追求利润为最大目的，这就是我出任院长的时代！

伟大的经济学家宇泽弘文（86 岁去世）曾经说过："如果不禁止利用医疗服务作为追求利益的手段，就将会给人类带来灾难。"这是振聋发聩之言！（真希望他能获得诺贝尔奖）

在社会上流传有这样的说法："以追求利润为目的，能促进医学的发展。"恰好相反，我感到这将会败坏医疗道德。

回顾既往事实。

"从另外的角度来看，过度使用医疗保险费用，在全民医疗保险制度受到破坏的过程中，也能得到优质的医疗服务。这不是一种错觉吗？"

这也是我步入老年之后的感悟和反思。

五、美国名医的忏悔

美国人认为批判精神是时代进步的源泉。

在对几十年医疗工作的反思过程中，有一本书对我的影响比较大，给我留下深刻的印象。此书的书名叫 Confessions of a Medical Heretic（《一个医学叛逆者的忏悔》）（图 1-2）。1979 年由美国的 McGraw-Hill 出版社发行，作者是美国医学博士罗伯特·门德尔松（Robert S. Mendelsohn）。他在美国医学界享有盛誉，并在政府中任要职（享年 61 岁）。他在辞去政府职务之后，以忏悔（confessions）的警句写下不朽之作，指出医疗工作中存在的问题：

"掌握现代医疗技术的医务人员，才是人类健康的真正威胁。"

"现代医疗技术工作的九成可以废除。"

"现在的医疗工作，以患者作为获得收益的对象。"

"想获得健康的身体，就不要到医院去。"

以上观点对现代医疗进行了严肃的批判。

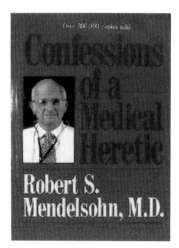

图 1-2 《一个医学叛逆者的忏悔》

这部著作在美国至今依然是畅销书。罗伯特先生是美国著名医生。虽然他自认为是"时代的叛逆者",但是却热衷于开发优质医疗资源。

虽然这种批判的声音源于 20 世纪 80 年代,但是无论何时,像这样的批判,如果仍不能解决医疗工作中的这些弊病,将是十分遗憾的事。

这位美国名医虽已经逝去,但确是一位能言善辩之士。

六、公众的心愿:需要患者愿意接受、医师乐于实施、有益于社会的优质医疗服务

根据人类进化史的最新研究:

大约在 700 万年前,黑猩猩和人类从生物进化树中分支。此后,出现了多种人类,历经尼安德特人种属和智慧人类共存的时代,最后,只有我们这一种属生存下来。

在进化过程中,智慧人类也曾经遭遇濒临种族灭绝的危机,最后之所

以能生存下来，究其原因，许多学者认为，智慧人类能够为了生存，彼此相互帮助，共渡难关，才免于被灭绝。

"相互帮助的思维"，换言之，"在救助他人或让人得到喜悦之后，自己也感受到愉悦"，这是人类与生俱来的天性。在医疗实践中，这种天性表现得特别突出。也确实如此，当将重症患者治愈之后，得到来自患者的感谢时，医生会有成就感，心情十分舒畅。（这是否因为我想得太纯真）

当医疗卫生事业不单纯是为了个体生命的存在，而是为了整个人类的种族健康发展时，都希望得到"患者愿意接受、医师乐于实施、有益于社会的优质医疗服务"，对于手术而言，则希望得到"患者乐于接受、医生便于实施、对社会有裨益的低侵袭手术"。这不就是大众一致的期望吗？当我写此书时，这样的思路显得更加清晰了（图1-3）。

以上阐述的六点显得有点任性、固执，没有通融的余地，言重了，让大家有点败兴，但是这只是我个人的品性和认知而已。

以下就开始谈论有关手术的话题了，敬请安心！

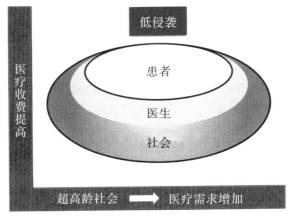

图1-3 面对社会的需求——研发患者乐于接受、医生便于实施、对社会有裨益的低侵袭手术

七、从现在开始阐述我研发的手术

现在开始阐述我所研发的泌尿外科手术的思路，一言蔽之，就是将手术的创伤尽量缩小到最小的程度。

那是怎样一种概念呢？且看以下的阐述。

手术是对患者有伤害的医疗行为，其切口大小、伤害程度决定了患者的痛苦程度和住院时间。这样的伤害，如果不是冠以"医术"的外衣的话，完全可以用伤害罪将医生逮捕。通常我们将切口小的手术称之为低侵袭手术，然而腹腔镜手术和达芬奇机器人手术只是将传统开放手术的大切口分散成若干个小切口来完成手术的一种手术方式（内部的创伤与开放手术基本相同）。

我所研发和改进的手术，不仅切口缩小，而且在内部沿组织的解剖层面细心解剖，使其对患者的伤害减到最小的程度（图1–4）。从现在开始，请允许我逐步解说。其内容只涉及在腹膜后面的器官，也就是通常所说的肾上腺、肾、肾盂、输尿管、膀胱和前列腺等器官（图1–5）。

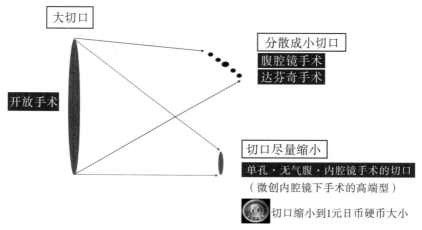

图1–4　低侵袭手术的切口

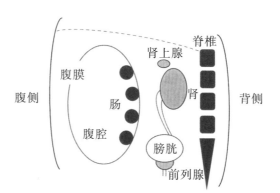

图 1-5　本文涉及的脏器位置示意图

八、纳各家手术的精华，将梦想化为现实

为了达到手术低侵袭化的目的，腹腔镜手术是将传统开放手术的大切口分散为若干小切口来实现，这是当今腹部手术的主流。其手术方法（包括其改进型——达芬奇机器人手术）是在腹壁上各个方向打几个孔洞，向腹腔内注入 CO_2 气体，使腹部膨胀起来，再从这些孔洞伸入内腔镜、钳子，以及各种手术器械，进行各种手术操作，宛如在一个气球内进行后腹腔手术。这是目前应用最广泛的方法。

我们研发创立的"将创伤缩小到最低限度的手术方法"，其概念如下：制作一个单孔，所有手术器械均通过此孔到达手术野，不使用 CO_2 气体制作人工气腹，不损伤腹膜。这个孔的直径大约与 1 元日币硬币相当，将来可能达到更小的孔径。

"将大切口分散为若干小孔洞"的腹腔镜手术的进一步发展方向，是引入远距离操作的机器人技术（这将在第六章中叙述）。在我们研发的"将创伤缩小到最低限度的手术方法"中，是导入让手术者机器人化的概念（从2011 年开始的设想），即将具有非凡操作能力的器械装配到手术者身上，这样的手术称为" RoboSurgeon"（手术者机器人化），以达到廉价机器人化手术的目的。

最近，欧洲国家也在试图研发便携式机器人系统（Wearable Robotic System）。

发展远景：实现机器人化手术者与人工智能（AI）外科机器人相互配合的自动化手术。这种智能自动化手术能够避免人为的不良手术操作和手术事故。从患者的利益出发，创立更为优质的后腹腔自动化手术：在一个小孔内，不使用 CO_2 气体制作气腹，不损伤腹膜，价格低廉（图 1-6）。自信是成功的关键。

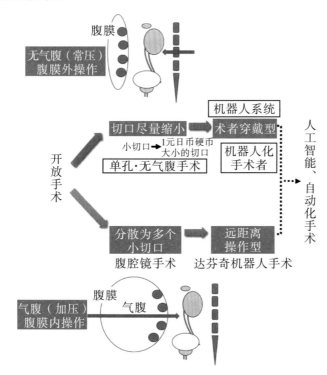

图 1-6　后腹腔低侵袭手术发展趋向的概念：放弃人工气腹和腹腔内的各种手术，让远距离操作型和术者穿戴型机器人系统逐渐向人工智能、自动化手术过渡

　　如果以风靡 2016 年的滑稽艺人 PICO 太郎的形式来表达，则"右手是机器人化手术者，左手是达芬奇机器人，左右配合的自动化手术"。

　　在稍纵即逝的人生中，往往是日有所思，夜有所梦，坚信梦想一定能实现。

九、研究开发手术的现况之一

　　至今为止，正在研发的手术内涵是"单孔、无气腹、机器人化外科医师手术"，即"微创内腔镜下手术（简称微创手术）的改进型"（图 1-7、图 1-8），包括以下的内容：

　　（1）参加的手术人员佩戴三维头盔式显示器，在眼前随时能看到手术野各种方向的图像；

　　（2）在一个硬币大小的单孔内，伸入软性内腔镜和各种手术器械，进行手术操作；

　　（3）无气腹（不使用 CO_2 气体注入腹腔），对腹膜无损伤；

　　（4）内腔镜的视野可以在头盔内调整；

　　（5）手持的器械具有灵活机动的性能，操作十分方便；

　　（6）将各种器械稳定地安装在腰部，保证双足能自由行动（正在试用阶段，等待上市，后述）；

　　（7）能充分控制出血；

　　（8）不预防性使用抗生素，将抗生素的用量降到最低；

　　（9）术后翌日病人起床活动、恢复饮食；

　　（10）大大降低手术费和住院费。

　　以上罗列的条目有些琐碎。简而言之，就是"在一个硬币大小的单孔内，无气腹（不使用 CO_2 气体注入腹腔）、对腹膜无损伤地进行手术"。此时，

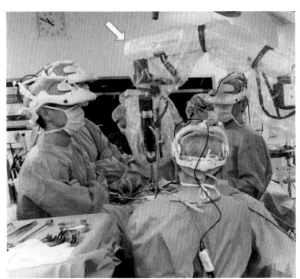

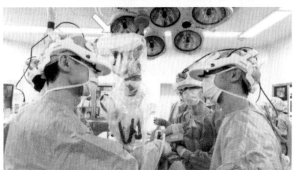

图 1-7 单孔・无气腹・穿戴式机器人化手术者的手术情景
使用三维头盔式显示器和内腔镜操作机器人 EMARO (箭头所示)

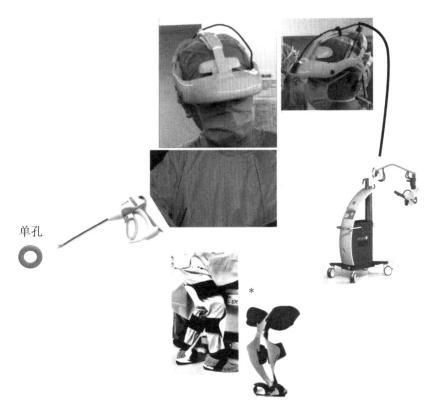

单孔

图 1-8　"RoboSurgeon"（手术者机器人化）的穿戴式机器人系统
　　　　手术者头部佩戴的三维头盔式显示器，通过显示器上的传感器控制的内腔镜机器人、
　　　　手术者手中掌控的高性能器械，保证手术者能够行走的腰部的固定器械等（实物照
　　　　片由川平洋先生提供）这是 2017 年的试制品，各种部件今后会不断改进

　　在脑海中浮现"低侵袭手术的最佳选择"的字幕，大概已获得成功的感觉了。

　　展望未来，机器人化外科医师的升级版，就是向自动化手术迈进（这感觉还是遥远的事）。在科学技术日新月异的时代，这样的技术进步就像乘坐自动扶梯那样，平平稳稳地自然发展就能达到目的。

　　我们研发的手术设备在日本之外尚未能看到。很多外国的医师（他们已熟练掌握达芬奇手术机器人）和研究者，以及医学教育工作者都期盼来本大学观摩。当他们参观之后，异口同声地说："留下非常良好和深刻的印象。"然而在赞扬声中，对海外技术具有高度敏感眼光的日本人，仍然感觉到推动我们继续研发的压力；并且海外的同行们，已从不同的角度探讨达芬奇手术机器人之后的新型手术器械（图 1-9）。

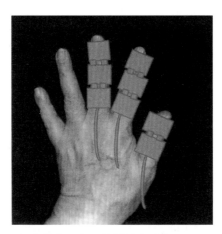

图 1-9　穿戴在手指上的器械示意图
2017 年欧洲试制的穿戴型机器人系统（wearable
robotic system）穿戴在手指上（带有触觉），
能在患者体内进行各种操作

十、研究开发手术的现况之二

手术方法的改进过程犹如登山运动，运动员可以选择不同的山坡向山顶攀登，最终彼此均能到达山之巅（图 1-10）。

采用讲故事的形式进行解说时，有以下的感觉：

从腹腔镜手术的山峰，进而攀登达芬奇手术机器人的山峰，是在连续不断的广阔的微通道中完成。用 CO_2 气体加压，使腹部膨隆，很容易获得广阔的空间，并具有止血的效果，经前腹膜到后腹膜切开，两次损伤腹膜。

于是从另一山坡登山，不使用 CO_2 气体，通道不损伤腹膜，在无压力下进行手术。如果手术进路选择不当，则会导致术野出血。如果进入正确的界面，即人体的正常组织间隙，手术进展迅速，术野出血甚少，这就是微创手术低侵袭的本来含义。能做到手术中不出血，就是良好的手术操作证明。

被手术的对象常有个体差异，犹如登山时遇到各种各样的天气变化，而且是在一个单孔内，根据具体情况采取不同的对策，会有一定困难。我自信将来的智能自动手术能在单一的通道中，应付手术过程中千变万化的情况。

在山之巅，机器人化的外科医师和人工智能的外科手术机器人共同配合完成手术，他们能避免不正确的手术操作和手术事故，实现我多年的梦想。现在，机器人化外科医师的雏形已经初步研制出来，其中全部携带式手术器械均为日本的产品，让世人一览心灵手巧的日本人的功底。（嘭！嘭！我脑中已响起开门的声音了）

将来，在向手术改进的顶峰冲刺的队伍中，将会看见手持太阳旗的日本人。虽然这时，我可能已被"冻僵"在半山腰上了。

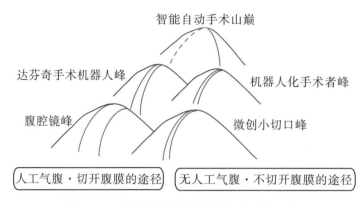

图 1-10 低侵袭手术发展的过程如登山运动

十一、研发手术未来的目标的概念——经尿道手术的模式

现在我们研发的手术中，手术切口的大小约为一个硬币的直径。如果手术时采用更耐心细致的手术操作，肾上腺切除手术的切口只需 1 元日币硬币直径大小（约 2 cm）的孔就能完成（图 1-11）。在这样的情况下，影响手术操作的瓶颈是手术器械的管径太大，目前使用的内腔镜比 1 元日币硬币直径的孔还大，就是现在的三维软性内腔镜的直径也是约 1 cm，还是太大了。

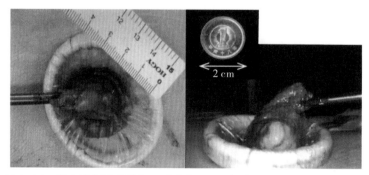

图 1-11 肾上腺切除术的切口（直径 2 cm 相当于 1 元日币硬币大小）

　　"如果手术器械的管径变得更小的话，手术操作将会更加便利。希望能更快一点制作出 5 mm 管径的三维软性内腔镜。"

　　这是我发自内心的期望！

　　"对后腹腔的低侵袭手术进一步改进的构思，是模仿现在的经尿道手术的形式。"单孔的小切口在放进手术器械之后，宛如经尿道口放入尿道膀胱镜在膀胱内施行各种手术一样的感觉（图 1-12）。

　　此事我经常与同事们谈及，以前难以实现的梦想正在逐渐具备实现的可能。

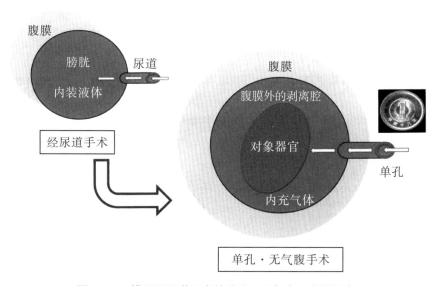

图 1-12　模拟经尿道手术的单孔·无气腹手术的概念

"假如在比 1 元日币硬币直径更小一些的孔内进行手术操作，那不就能实现经尿道手术的模式了吗？"到目前也许尚未能达到这样的水平，但是手术器械管径细小化和柔软化的改进，势在必行。

原千叶大学医学工程部尖端科技（Frontier）开发中心主任五十岚辰男先生，曾经研发过使用生理盐水的水中内腔镜。那么，我设想在假想的"膀胱"中使用空气，这样也许能够早日成功实现经尿道手术的模式。

器械年年在更新，各种改进的理念也层出不穷。

"当下，正是努力之时！"

诸如此类的想法，不知不觉已在头脑中形成了。

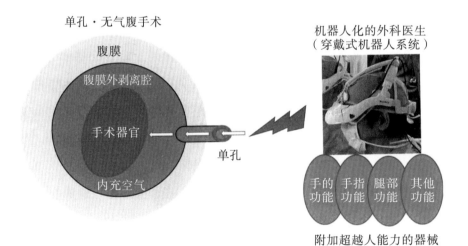

图 1-13　将来手术的模式
模拟经尿道在膀胱内手术的方法，通过单孔的后腹腔手术就是真正的机器人化
的外科医生实行手术

十二、研发手术的未来梦想"单孔·无气腹·自动手术"之一

"因实施医疗操作的人引起的、给患者带来意外的损害。"这样的事件，对于在第一线的医疗工作者来说，是感到十分困惑的事。在 2016 年，世界一流的杂志《英国医学杂志》（*British Medical Journal*）的论文中报道：在美国，每年因医疗过失造成死亡的人数排在第三位，仅次于心脏疾病和癌症。

当今，开始出现无人自动行驶的汽车，如何规避不良驾驶和众多的事故，也就成为现实的问题。这样的事，和规避医疗事故的现状相似。现今，要消除医疗事故的隐患和不良手术事件也许能够实现，我期待这一天的到来。

众所周知，如前所述美国正在研制人工智能手术机器人（smart tissue autonomous robot，STAR），这种机器人能和外科医生一样完成肠吻合术。

毋庸置疑，将各种携带式器械和设备穿戴在身上进行手术，需要一个较长的熟悉过程，经历"从不习惯到能应用于手术，最终达到炉火纯青的地步"的长期训练。在这个过程中，需要不断调整手术者的心态和情绪。但是，如果有人工智能机器人的话，就不必进行长时间的修炼了，也不会产生连续手术的疲劳感觉，使高超的手术技巧得到持续的发挥，也许就不会发生各种人为的手术过失和手术事故。到达一定程度之后，手术时间缩短，手术者会感到十分轻松，减少了患者各种手术的并发症，器械也向小型化发展，大大地降低医疗设备的成本（就像电脑发展过程历经的变化一样），最终实现降低患者住院费用的愿望。（这样的期望太过头了吧！）

达到这样的要求时，我认为这种自动化手术，能够充分保障患者安全，

能尽可能避免隐患，是最恰当的手术。在后腹腔的手术方面，我的脑海中形成以下的手术模式："内腔镜、手术器械及传感器组成圆筒状的手术机器人，从单孔切口进入手术野，不使用气腹，不损伤腹膜，通过精细、准确的解剖推进手术。"这样的手术模式，正处在开发的过程中，逐步趋于成熟，这就是我打算研发的"单孔·无气腹·圆筒状的手术机器人"。

不久以前，在临床上试行美国 Intuitive Surgical（直观手术）公司制造的达芬奇 SP 系统（在圆筒中装配内腔镜和三把钳子，见图 1-14），这就是现在能够看到的圆筒状单孔机器人的形象。

另外，加拿大的 Titanmedical 公司研制的 SPORT 单孔手术机器人，其形象也十分相似。

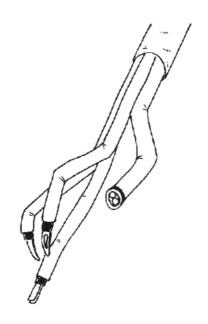

图 1-14　达芬奇机器人 SP 系列（素描图）
圆筒内能伸出内腔镜和三把钳子

在日本研发这样的单孔手术机器人，从技术层面来说绝对没有问题。

现在研发的进展情况，自动手术也许首先是达芬奇系统领先（听说已经开始试验），但在不久的将来，就会由多孔向单孔无气腹、不损伤腹膜的方向迈进。

现在汽车的无人驾驶技术（乃至无人驾驶飞机）不是以预想之外的速度变成现实了吗？实在令人感到惊讶！我想，无人操纵的自动化手术同样也会很快成为现实的。回想当年的人类基因组计划（人类全基因测序计划），谁也没有想到那么迅速就完成了。我们的时代真是瞬息万变，不容瞻前顾后，只能勇往直前。

十三、研发手术的未来梦想"单孔·无气腹·自动手术"之二

研制智能外科手术机器人的美国人员说："将来外科医师的工作就是监控外科手术机器人和处理手术过程的故障。"

"那么，在监控手术机器人的不测事故方面，应该到由我研发的机器人化的外科医师出场了。"这是我的看法。（这方面是我们的优势）

从现在起形成的概念如下：首先将现在使用的达芬奇手术机器人（SP系统）作为外科手术机器人的原型；然后，将高度机能化的手术者作为机器人化外科医师的原型，以之作为出发点。掌握这两种手术的技巧，将它们合二为一，那不就是迈进自动化手术的第一步了吗？

在东京医科齿科大学及其协作医院群（由藤井靖久教授主持）中，从现在的工作和未来的发展需要考虑，均以熟悉这两种机器人化手术为今后发展的指导思想。

根据科学技术发展的规律（从无人驾驶汽车的研发过程思考），未

来自动化手术的实施，可能分两步走：先是准自动化阶段，然后达到全自动化阶段。准自动化阶段的目标是由外科医师操纵圆筒状智能机器人（图1-15）和控制机器人的设备小型化。

接下来，将人工的操作逐步使用智能机器人替代，最终由机器人完全替代，这是第二步。此时，估计已经达到全部由机器人进行手术的状态了。（将手术操作器械装戴在手指上，也许是机器人化手术者的另一种类型，将在后述）

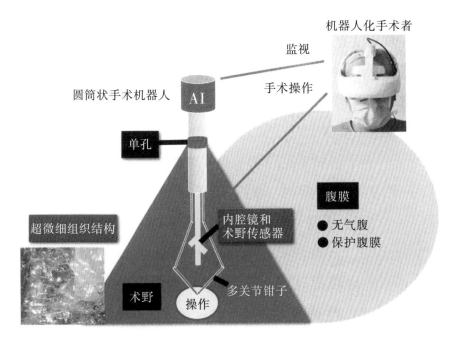

图 1-15　智能圆筒状手术机器人与机器人化手术者合作手术预想图

当科学技术发展到这样的地步，我想，高度机器人化的手术者只是担负保证手术安全进行的责任（即手术任何时候都在人类监控下）。智能机器人小型化能实现时，人类就拥有便携式外科机器人（宛如便携式个人电脑一样），就能在任何地点完成各种部位的手术，这就是设想中的机器人化外科医师与智能机器人配合的手术模式（图 1-16）。

夢は枯野を駆けめぐる

（这是松尾芭蕉辞世之作，他享年 51 岁。这句话的意思是：梦中仍在荒野行走，无奈患病之躯——译者注）

回顾往昔，我不也曾为研发手术之事而魂牵梦萦过吗？

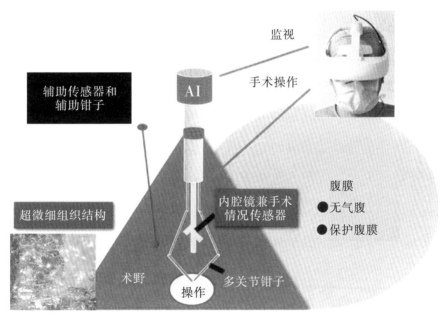

图 1-16　智能自动手术时可以考虑预先另外插入极细传感器和钳子进入术野

十四、未来手术的发展能应对经济层面的各种情况

每天浏览世界各地新闻时，我都会听到各种对今天医学发展，特别是对手术方法的改进的议论。对这些议论，我觉得似是而非，现将其归纳整理如下，并谈谈个人的思考。

"现在手术方法的改进，完全是为了富裕人群服务而已。"

"在美国就是这样进行手术，按照这样的做法，做起来放心。"

在日本，医务工作者热衷于美国的先进技术，并将它视为金科玉律，这是目前日本医学界的主流思想。

然而，就美国国民医疗卫生事业的状况而言，这能否成为我们效仿的目标呢？为此，不妨到美国的医院去走一走，首先听到的声音是：

"你有钱吗？没有钱的话，别来看病。"

这是一个没有钱就不可能得到合理医疗的社会。要想得到优秀医师施行高明的医术，无论如何都要付出高昂的费用，这一点在美国是十分明确的。

当今社会财富的分配极度不公平。有报告"8位富翁拥有的资产，相当于36亿个平民的财产"，这种状况在美国是这样，在日本也是这样，贫富差距非常严重。

日本许多有识之士和有话语权的人士这样认为："如果医疗费用以现有的速度增长的话，现行的医疗保险制度非崩溃不可。"

还有这样的评论："在日本之外，为了公众的医疗服务，如果财政支出不断流失的话，医疗保险制度的崩溃已经为期不远了，而在崩溃之后，拿不出钱治病的人，更为悲惨。"

在我的脑海中考虑的是："从全世界未来思考，比起为少数人服务的医疗来说，解决大多数人的医疗服务，才是真正的大事。这并非是在接受

与不接受低侵袭手术两者之间二选一的问题，而是从经济层面和患者的经济承受能力以及医生的技术能力等方面，进行综合考虑。如果能通过整合，将以上问题引导向低侵袭手术方向发展，让患者有更多的选择，这对全世界大多数人的福祉而言，岂不有更大的作用吗？"

在向尖端医学迈进的过程中，其背后必然存在一系列支持新技术发展的基础。我研发和改良手术的目的，只不过是将传统大切口的开放手术，改进成为"将手术切口尽量缩小也能完成手术"而已。

这样的话，在全世界任何地区都能根据患者的病情、经济能力、医师的技术水平及医院的设备情况，达到可选择低侵袭手术的目标（图1-17），让低侵袭手术更为普遍地推广应用。

为了达到贫富人群都能享受低侵袭的治疗的目的，这样的诉求宛如正在发出掘进机械非常有力的撞击节拍声，冲击我们的听觉。

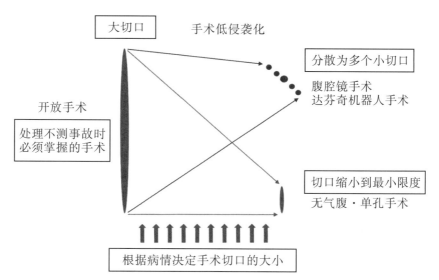

图 1-17　在能应对手术时各种复杂情况的条件下让手术低侵袭化

十五、开放手术是一切低侵袭手术的基础

无论是腹腔镜手术或者是达芬奇机器人手术，当然也包括单孔无气腹等手术方式，都是在开放手术的基础上发展而来。无论何种手术，一旦出现难以预料的紧急事故时，都需要用最传统的开放手术进行处理。在出现极其严重的情况时，需要进行大切开，让医师的手进入手术野。此时，气腹消失了。

然而，大切口的开放手术创伤大，现在，无论患者还是手术医师都避免使用这种手术方法（亲历这种手术方式的医患双方总觉得这是时代的悲哀）。时至今日，具有开放手术经验的医师年事已高。另一方面，腹腔镜手术也好，达芬奇机器人手术也好，都使用人工气腹，因此，造就了一批只能在气腹压力止血条件下进行手术的新生代医师。而这批医师能否在出现紧急情况时，迅速、顺利地处理各种手术事故呢？这是令人担心的情况（年长者常会有多余的担忧）。当气腹消失时，会导致腹腔内压力迅速下降，破裂的血管出血猛增，手术野也迅速缩小。

"面对这样的紧急情况，能够做出正确、恰当的处理吗？"

现在医疗事故处理委员会对事故的调查十分严格，项目也很多。

掌握对身体有密切实际接触的无气腹状态下的手术技巧，无论对患者或是对医师都有如吃了定心丸一样，能放心地做手术。由此观之，传统的开放手术是不可缺少的急救技术。

恰好，就像我的手术图解的著作中说的，要明确单孔·无气腹手术是继承开放手术技巧的低侵袭手术。这种手术近距离接触身体中的组织和器官，有安全感，能为广大患者所接受。这就是我不断努力去研发单孔·无气腹手术的原动力。

"患者是医务工作者的上帝，是医疗卫生事业发展的基础。如果患者

不愿意接受这样的手术方式，我毕生的追求——单孔·无气腹手术的梦想，将付诸东流。"

当深夜写作时，我不由自主地两手合十祈祷。

概述从大桥坠落的梦幻中开始，到此结束了。感谢大家的宽容，用心阅读这超长的开场白。

第二章　微创（小切口）内腔镜下手术研发构思

一、腹腔镜手术登场

前辈曾经教导我们，手术应该在足够大的切口中进行。在那个时代，肾癌根治术是在腰部的大切口中施行。患者出院之后，到门诊复诊，露出大切口的伤疤同时，十分无奈地对医生说："这样的切口非常痛苦，住院时间长，真是遭罪啊！"患者发牢骚的情景，给我留下深刻印象。

在 20 世纪末，以开放手术为主导的时代终于结束了。就像唤醒正在做着太平美梦的"黑船事件"①那样，使日本走向现代化。腹腔镜手术敲开了手术现代化（低侵袭化）的大门，顺理成章地取代了开放手术。切口缩小、痛苦减轻、住院时间缩短，实现了手术患者期待的三大愿望。

---

① "明治维新"前的日本与当时的清政府一样处于闭关锁国的状态。1853 年，美国为了打开日本的门户，派遣美国东印度舰队司令官、海军准将马修·佩里（Matthew C.Perry）率领 4 艘战舰，驶入德川幕府咽喉要地江户湾相州浦贺海面（今东京湾神奈川县南部）。由于当时日本长期处于闭关锁国的状态，当地民众没有见过蒸汽动力、全身黑色的美国军舰，因此当地人称之为"黑船"。"黑船事件"迫使日本打开了国门，同时也刺激了日本统治者，在明治天皇时期，日本开始了"明治维新"，走上了现代化道路。

在考古学发展过程中，将内视镜探入有价值的古墓中，在清楚地考察古墓内部结构和宝藏的同时，又能保证古墓的外表不被破坏，这样的情景，可以在家庭餐厅的电视中转播。腹腔镜手术也是根据这样的原理，将内腔镜放入腹腔，通过转播，将腹腔脏器的情况传送到电视显示器上，供相关人员观看，指导手术的进程。

当这样的低侵袭性腹腔镜手术成为外科的主流手术方法时，我却反其道而行之，开始研发另外一种类型的低侵袭手术方式——"微创（小切口）内腔镜下手术"。

我的日记记载，"微创（小切口）内腔镜下手术"的研发从 1998 年开始。

"腹腔镜手术如果没有广泛应用的话，外科医生就不会被这种让手术者长时间弯腰躬背辛苦地工作的手术方法折腾了……"这是我过去曾经产生过的各种不理性的想法。

然而，正因为腹腔镜手术的登场，才激发我研发另一种类型低侵袭手术的决心。在各种悲喜交集的体验中，我也结识了大批志同道合的好朋友和其他行业的能工巧匠，并获得了有价值的人生。

现在已达到了佛陀的"觉悟"的境界。

传说古希腊的圣人苏格拉底有句格言：结婚以后，如果妻子贤惠，将带来终生的幸福；如果娶了恶妻，就会将你造就成为哲学家。

现在我觉悟到，应该勇敢地向现代主流手术发出改良的挑战。如果达到预期的话，那是幸运的。但是，现在尚未完全成功，只好写书，让我继续努力吧。

二、腹腔镜手术"华而不实"

腹腔镜手术的低侵袭性，令许多人感到是十分完美的手术，迅速地进入到外科的各个领域，风靡全球。这让我再一次感受到，至今的开放手术的切口，确实是太大了。

然而平心而论，"腹腔镜手术看起来是手术，但是，又不像手术的模样，就像平氏家族 [①] 人物出场时装模作样的气氛"。

这是我对腹腔镜手术的印象：手术者右手把持内腔镜，左手把持注入 CO_2 气体的泵，仿佛乘坐敞篷跑车，在樱花散落飞舞的大道上招摇过市。

在这样的感受中，我一方面觉得研发这样手术的人十分了不起，另一方面又感到腹腔镜手术"华而不实"。其理由如下：

1. 腹腔像气球一样鼓起来，既得到广阔的手术视野，在气体压力之下又能减少切口出血。但是，难道这样的做法对患者的呼吸、循环系统没有影响吗？麻醉师必须在手术全过程中全神贯注地观察。

2. 在手术的全过程中，在术野中自始至终清晰地看到肠道，然而，对于泌尿外科的后腹腔器官的手术而言，这是否有必要呢？

3. 当肾脏切除分离之后，必须另外做一个切口取出才能结束手术，而这个切口在手术全过程没有任何作用。

4. 在肾切除过程中，使用的一次性耗材的费用约 40 万日元（约人民币 2.6 万元），令人惊讶！

以上是对全世界主流的腹腔镜手术的质疑。而这些质疑解决的难度，不亚于那些管教自家孩子束手无策的家长，向儿童问题咨询中心打电话求救有关家里的"熊孩子"问题。

---

① 据《平家物语》记载，平家是日本镰仓时代著名武将平忠盛家族。因平叛立功，其子平清盛成为权势显赫的重要廷臣，官居太政大臣（相当首辅），他的女儿成为皇妃并生下一子，该子后来成为"安德天皇"，平家成为皇亲国戚。

三、"华而不实"的理由——对取出切除脏器的附加切口的思考

腹腔镜手术和达芬奇机器人手术均需在腹壁切开几个小孔，让各种手术器械经这些孔进入腹腔，到达手术野，游离需要切除的器官（或者切除部分）。当取出已游离的器官时，在这些孔之外，还要再做一个与被摘除器官等大的切口（或者取其中一个孔，扩大切开，图 2-1），而这个切口在手术的操作过程中毫无用处。

我认为，如果能利用取出被切除器官的切口完成手术的话，就完全没有必要切开几个小孔了。因此，在我十分单纯的脑海中忽然产生这样简洁的念头，这就奠定了创作微小切口手术的基本构思。

也就是在一个与被切除的器官大小相当的切口（这切口尽量不扩大）中来完成泌尿器官手术。

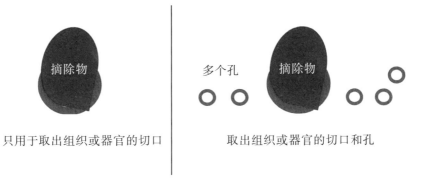

图 2-1 取出组织或器官的切口和孔

四、"华而不实"的理由——从立体视野和多关节器械思考

在进行腹腔镜手术时，人工气腹将腹膜腔鼓起像气球一样，内腔镜和各种器械从体表到处打孔洞插入气球样的腹腔中（图 2-2），在手术台的

中部观看显示器的画面，这个画像经过放大显得更加清楚。在手术结束之前，手术者、把持内腔镜的助手和第一助手都只能从一个显示器观看手术的情况，显示器的图像经常成为参加手术人员抱怨的对象。

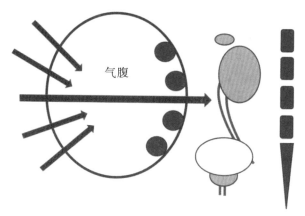

图2-2　腹腔镜手术让腹膜腔膨胀成气球样，并在腹壁多处打孔，各种器械经孔洞进入气球样的腹腔，然后再进入后腹腔

"镜子放到哪里去了，将我要看的地方显示出来！"

这是在做腹腔镜手术时经常听到的声音。这是要求内腔镜把持助手将手术野的图像显示清楚的指令，内腔镜把持助手有时成为被训斥的对象。

开放手术的照明来自天花板上无影灯的光线，达到能用肉眼观察体内的水平。"手术"之所以这样命名，是因为用手术人员的手去完成医疗操作。考虑到光源投射和手必须进入手术视野这两种因素，只有使用大切口才能完成。

此外，人类具有双目视场，从而获得立体视觉。大家应该知道，我们的祖先在远古时代是生活在树上的，能用前臂攀着树枝，在丛林中快速转移。这样的生存技能，要求手掌由多关节的手指构成，且要求双眼立体视觉，才能准确牢固地抓稳树枝，从而在树林中快速转移。现代人类能演奏钢琴、吹长笛、表演目不暇接的扑克牌魔术游戏，均是人类进化过程中保留祖先技能的结果。

恰巧腹腔镜手术缺失了人类生存必需的立体视觉和多关节的掌指功能，依赖一个看不到深部的平面显示器的图像，使用没有关节活动、像吃饭的筷子那样的长条状镊子、持针器、剪子进行手术，它与具有立体感视觉和依靠多关节手指进行的开放手术相比，其流畅度是无法比拟的（图 2-3）。

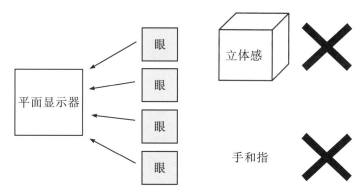

图 2-3　进行腹腔镜手术时参术者共同看一个平面显示器，没有立体感，使用棒样器械操作，手和指不直接参与

此外，肉眼还具有俯视的广阔视野，而腹腔镜手术中，只能通过把持内腔镜助手的镜头获得狭小的视野，对视野以外的器官组织情况只能凭想象。

腹腔镜手术对患者而言是低侵袭，而对手术者来说是高侵袭，这样的评价是中肯的。（腹腔镜手术的手术者需要腰部侧弯，两手张开把持各种器械，歪着脖子观察显示器的图像，这样的强迫体位对手术者是苦不堪言的——译者注）

腹腔镜手术是新登场的新生事物，要求它具备开放手术的全部优点是不可能的，不能求全责备。这句话也应该得到认可。

为了推进微创、低侵袭手术事业，我希望在进行小切口手术时，能有立体视觉、能观四面八方的内腔镜系统，进而盼望能够使用有高自由度的多功能器械。

五、"华而不实"的理由——从腹腔镜手术的事故思考

在泌尿外科开始应用腹腔镜技术时，死亡事故接连不断地发生。每当报道死亡事故时，各杂志均谴责手术者技术不熟练。当时，某医科大学发生了一起腹腔镜下前列腺根治术的死亡事故，导致出现社会的舆论，媒体的报道推波助澜，引起社会广泛关注。

当时，作为日本泌尿外科学会理论委员会委员长的我，深感这样的医疗事件对于医师而言、对于患者而言，无疑都是无法挽回的悲剧，在医师方面更应该深刻反省。

"手术的安全！安全！要安全地实施手术，包括病人的生命安全，也包括从医者的人身安全。"这都是刻骨铭心的印象。

对于期待掌握腹腔镜手术技术的医师而言，应该懂得掌握一门技术的学习方法，励精图治，刻苦训练。在委员会众多专家努力下，制定了"技术准入制度"和"持证上岗制度"。腹腔镜手术的手术者必须经过严格的训练，而且在这个训练过程中，高标准要求的制度不能改变。

我想："单纯在训练过程中严格要求，就能避免手术的风险吗？"

我认为，只有能实现具有立体视野，有俯视的感觉，才能降低训练过程的难度，这样的低侵袭手术才能真正地达到目的。

在进行单孔·微小切口手术时，能根据手术的情况及时调整手术切口的大小，是达到手术安全、低侵袭目的的手段，这就是我的研发思路（图2-4）。

六、"华而不实"的理由——对人工气腹的思考

众所周知，人体绝不能间断的生理现象是心跳和呼吸，这两者至死才能休止。

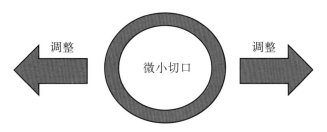

图 2-4 切口大小能随时调整

　　这两种生理现象存在的原因是压力差。心脏收缩加压于血液，使血液遍布全身。心脏舒张造成静脉压低，血液回流到心脏。人的体表承受一个大气压力的空气重力，横膈膜的运动使胸腔内形成负压，体内外产生空气的压力差，空气被吸入肺内。

　　在腹腔镜手术时，应用人工气腹加压，使腹腔膨隆起来，像气球一样，处于长时间持续高压状态，会对心跳和呼吸这两种生理活动造成不良影响（图 2-5）。人工气腹对呼吸系统、循环系统的种种危险，在麻醉教科书

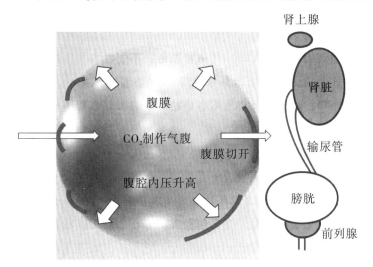

图 2-5 气腹和腹膜切开通常配套存在

中已详细记载。此外，还存在其他不良的影响，包括对脑、肾脏和肝等重要器官的危害，以及存在气体栓塞的危险性。横膈膜损伤发生的概率不高，但是，一旦发生气胸，就会存在致死的危险，如皮下气肿（CO_2气体跑到皮下）的发生率比较高，还有对肠道血液循环的影响，引起腹膜粘连和癌细胞种植的危险性也是一个研究课题。在发生诸如此类并发症时，应对患者给予高度的关注。在超高龄社会（日本目前是世界平均寿命最高的国家）中，上述各种各样并发症的种类不断增多，发生率不断增高。还有 CO_2 自身就存在能引起 CO_2 血症，产生酸中毒的危害（血液中 CO_2 浓度升高）。

腹腔镜手术的麻醉，对于麻醉师来说是高风险的操作，在这方面已有论文报告。麻醉师承担的风险和辛劳的回报，体现在腹腔镜手术麻醉的保险点数比开放手术高（日本的保险公司根据点数付费给医院——译者注）。

即使存在以上的争议，在医疗实践中，人工气腹在全世界依然广泛应用。因为麻醉师能做到细心观察，及时调整压力，当气腹压力低时，通常不会造成多大的危险。然而，各种潜在的危险依然存在，不断有论文报告。医学界认为，在同类的手术中，如果能够不使用气腹的话，无论是对患者还是是对麻醉师都是福音。因为手术无须人工气腹的话，就不一定需要全身麻醉来施行手术。

在医疗实践中，全世界广泛应用的各种治疗方法和药物都无绝对安全可言，例如使用造影剂、抗菌药物以及麻醉药物等引起的严重并发症，不断有报道。这样的事例，成为医生心头上挥之不去的阴影。

对腹腔镜手术的操作者而言，应用人工气腹时，术野（手术视野空间）立即变大变广阔，在隆起的腹腔中，能十分方便地使用各种手术器械；在气体加压状态下，术野出血少，比较清晰。这都是腹腔镜手术的优点，让外科医师乐于接受。

这里反复阐明各种不同观点，但是从患者自身安全的立场（也包括麻醉师的立场）出发，对同样类型的手术，能够在无气腹的情况下完成手术是最为理想的选择，这样的观点应该能得到认同吧！

说到这里有画蛇添足的感觉，说了一些多余的话。现在 CO_2 对环境气候的影响问题，即全球气候变暖已成为不争的事实，CO_2 排放问题成众矢之的。在国际会议（COP21）中，提倡的不是削减 CO_2 的排放量，而是要达到 CO_2 零排放。开始征收 CO_2 排放税，在不远的将来，不仅对汽车，而且会要求在各个领域中做到 CO_2 零排放。然而，在手术领域却认为使用 CO_2 气体做人工气腹尚有种种优点（例如 CO_2 在血液中易分解排放，不会燃烧，其血液浓度容易测定等），医生仍在坚持使用 CO_2。

写到这里，我陷入了睡魔的困扰之中，思维起伏不定。同时，也想到自己会被别人说是一个啰唆鬼。

七、"华而不实"的理由——对经腹膜的进路思考

泌尿外科医生的责任范围在包绕肠道的腹膜后面的区域。泌尿外科的腹腔镜手术通常要穿破这个气球样的腹膜腔 2 次，才能到达手术的区域，即穿破腹壁侧的腹膜之后，再绕到肠道的背中侧，切开后腹膜才能到达术野。其中，第二次切开对腹膜的损伤特别大。

腹膜由中胚叶细胞和丰富的血管构成，具有防止肠与肠、肠与腹壁粘连的作用，此外，还具有吸收功能，即在人工气腹时吸收 CO_2 气体（高 CO_2 血症与此有关）。

在腹腔内的操作对腹腔会或多或少造成损害，可能诱发肠道粘连，产生肠道通过障碍，甚至引发肠梗阻。此外，肠道脱出腹壁造成疝气，这些问题随着时间的推移，很多症状会逐步显露出来。患者中有不少人，即使

切口没有问题，但仍然存在内部的隐患。我的好友在接受阑尾炎手术之后，每年都因肠粘连引起肠梗阻，需要禁食和静养，成为半休状态的医师。此事让我深深感到腹腔是不能存在粘连的部位。

消化道的外科医生治疗的器官均在腹膜内，手术时不得不进入腹腔。而泌尿外科治疗的器官均在腹膜外的腹后腔，手术操作应该不进入腹腔为好，避免给患者带来不必要的损害。

实际工作中，即使是用腹腔镜或者达芬奇机器人进行泌尿外科手术，有一部分泌尿外科医师为了避免对腹腔造成伤害，选择在腹膜外进行手术。但是，大多医师以经腹膜进行泌尿器官手术比较方便为由，采用经腹的进路施行手术。然而泌尿外科医师是施行后腹腔手术的医师，不应该在腹腔内进行操作，这和消化器官的外科医师是有区别的。

从患者的立场而言，朝着单孔、无气腹、不损害腹膜的低收费方向发展是正确的。这是我的想法，能否实现另当别论。

即使是正确的想法，考虑到腹腔镜手术已成为现在的主流手术方法，我的研发工作就像在寒冬登雪山。这时想起登山者在电视上的采访："就是说，明知登山危险，在登喜马拉雅的途中到处看到冰冻的尸体，登山爱好者依然前仆后继地进行。"伟大的冒险家植村氏 43 岁时死在登山途中。"我哪里知道途中有什么事发生，即使死在途中也无憾。"

八、"华而不实"的理由——从腹腔切口疝和腹股沟疝的角度思考

在这里我想就腹腔镜手术发生切口疝的问题进一言。

在腹腔镜和达芬奇机器人手术后，肠子从探入器械的孔洞膨出，形成孔洞旁切口疝的情况绝非少见。对这样的事，我始终放在心上。

在施行前列腺癌根治术的病人中，术后腹股沟疝发生率很高。由于这

样的病人均交给普通外科去处理，泌尿外科通常对这样的并发症不加以重视，普通外科医师苦不堪言，常埋怨说："这种疝和腹股沟疝修补术不同，由于术后肠子粘连，手术十分困难。"这也给患者带来了极大的痛苦，本来认为的腹腔镜手术是低侵袭手术，在出现这样的问题时，这个"低侵袭"就打上疑问号了。

如果经腹膜外施行前列腺癌根治术，将腹膜的鞘状突切断结扎（见藤井靖久的方法），完全可以预防术后腹股沟疝的发生，但是在施行达芬奇手术时也做同样的处理，却不能预防其发生，这可能是在施行腹腔镜手术和达芬奇手术时对腹膜的结构严重破坏而造成的。

从避免术后疝发生的角度来看，希望泌尿外科手术尽量不损伤腹膜。

九、"华而不实"的理由——从经济层面考虑

"新手术技术的进步，需要经费支持。"此话可以接受。

单纯从器械使用来理解此论点，现在腹腔镜手术使用高价的一次性器械，或者使用有次数限制的器械（达芬奇机器人的钳子用电脑设定只能用10次），因此，手术费用大大增加。

"若能多次使用那多好啊！"这是我天真的想法（但确实希望如此）。

"内腔镜的结构是十分精细复杂了吧！那不是能多次使用吗？"

这是更进一步的想法。在施行腹腔镜手术时，由于腹腔镜的器械通过腹壁的细孔进入腹腔内，进行精细的操作，只能使用一次性器械，导致其费用高昂。我打算将全部器械都集中一起，在一个大孔内进行手术操作，也许能延长其使用寿命，从而降低手术费用。

还有，购买高精的新设备需耗费大量的资金（达芬奇机器人的价格约3亿日元，折合人民币1800多万元），每次使用的折旧费必然升高。

只有在施行高难度手术时，才能使用高精细、高性能的器械。用这样的办法来控制滥用高性能的设备，从性价比来说比较合理。

然而，对手术难易度的评估，根据各种情况和条件常常有变化，不是一件容易的事。例如，使用物美价廉的器械，或者改变手术的处理方法，也许就能把复杂的病情变得简单了，因此，在评估难易度时尽量避免向过高的方向评估，从而造成滥用高性能设备的现象。

未来经济的走向难以预测，我甚至想在电视中做"规避经费预测"的节目。

众所周知，日本每年的医疗费用约 41 兆亿日元（16 日元折算人民币约 1 元），这费用从以下几个来源筹措：全体公民支付的医疗保险费只占其中三成，有四成来自税收，税收当中有一部分是国债，国债就意味着由后一代人来承担。余下的部分，两成从企业征收，患者本人在就诊时承担一成。我存在医疗经济崩溃的恐惧症，如果未来医疗保险崩溃的话，其责任应该是来自公共承担的部分，即政府的税收和企业应支付的保险金。

面对新的高精度的医疗设备层出不穷的形势，其与医疗保险收费之间存在的问题，如何去解决呢？设想如下：以我熟识的领域，泌尿器官——肾脏（包括前列腺、肾上腺和膀胱）来说，应制订一个肾切除手术基本保险支付额，不管用哪种手术方式（包括开放手术、腹腔镜手术、微小切口手术、达芬奇机器人手术）都不变，作为患者可以自由选择不同的手术设备和手术方式，由于设备而增加的费用，由患者支付。在美国，医疗保险公司制订了详细的各种疾病或手术方式使用的条件（适应证），患者则根据自己的经济条件和医生提供的意见，来决定采用何种治疗方式。

研发和创立避免高消费的手术方法（这就是我研发微小切口手术方法的创作思路），是避免医疗保险制度崩溃的对策，这就是我的心愿（图2-6）。

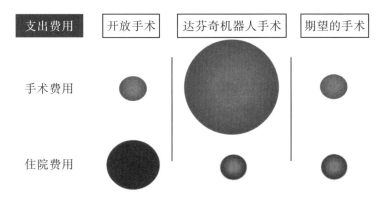

图 2-6　手术费和住院费用在不同手术方式中所占的比例示意图

十、"华而不实"的理由——从器械操作的角度考虑

腹腔镜手术和达芬奇机器人手术都是采用大切口分散为几个小切口的模式来完成手术操作，各种器械均以大角度经腹壁插入（均穿破腹膜进入腹腔）。在施行腹部手术时，不管普通外科、妇科、泌尿外科都采用同样的手术模式，其中消化道外科和妇科手术的器官在腹膜内，而泌尿外科的手术的器官却在腹膜外。

"各种器械采用大角度深入时，操作十分方便。"确实是这样啊！

如果将插入器械的角度缩小，手术者不需要长时间、持续在张开两臂的姿势下施行手术操作，既能减少疲劳，又更灵活方便了吗？这样的话，在腹膜内进行手术操作是不行的（因为器械之间彼此不能配合，还会遮挡手术野——译者注）。然而，采用将切口尽量缩小的手术方式，操作器械的角度必然能变小。（图 2-7）

在实际手术中，小角度操作器械，并无想象中那么困难。只要对手术操作方式和手术器械进行改进之后，即使在一个硬币大小的孔内，操作也不会感觉困难。

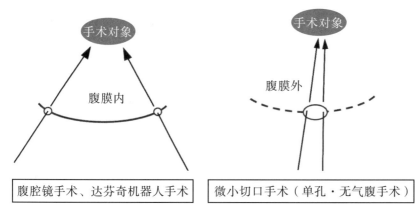

图 2-7 腹腔镜手术、达芬奇机器人手术与小切口·单孔·无气腹
手术器械进入术野角度的比较

"容易操作"和"难以操作"是主观上的感觉，习惯之后，大角度或小角度进行手术操作感觉不到有多大区别，都在可以接受的范围之内。这和学骑自行车的过程一样，开始学骑时觉得很艰难，但是习惯后谁都能够驾驶自如（不过的确也存在像我妻子一样，一直都不会骑自行车的人）。

对于有"即使知道这样的道理，而无实际体验"想法的人，还有那些没有实践经验的年轻医师，请你们认真阅读《无气腹·单孔泌尿外科手术——入门篇》（日本医学图书出版社）。这是由亲身经历过这种手术方法的医师编写的手术书（哪怕是粗略浏览一下，也都会有收获）。

十一、博取两种手术的长处

在研发创立手术过程中，我首先思考开放手术和腹腔镜手术各自的优点。

从人的视觉来考虑，开放手术的优点在于有立体感，同时能够广调视野。而腹腔镜手术的优点在于能将局部视野放大，清晰地辨认组织。假如腹腔镜和肉眼联合使用，就能得到立体感、俯瞰视野和放大视野等三个方面的效果，手术更为安全，必然做得更顺畅。

应用"无气腹·单孔·小切口"手术，首先要确立手术安全的概念。从小切口开始，内腔镜和肉眼同时使用，严格按部就班地解剖组织，这样手术切口就会越做越小了。熟悉手术的顺序和解剖之后，导入三维内腔镜，可以做到不用肉眼观察术野。此时，即使是经验不足的初学者也可以在内视镜的观察下安全地完成手术。

切口的大小，取决于手术者的熟练程度。由于"小切口"手术具有随时能调节切口大小的优点，能更好保证手术的安全进行。对于初学者来说，"手术切口大小可以在任何时候根据手术的需要进行调整，不仅可以在术前，也可以在术中，甚至在紧急情况下改为开放手术都可以"。

在实际手术中需要延长切口的病例极少，几乎是没有。至今为止，在我的科室中已有数千例的经验了，无死亡事故发生。

在使用腹腔镜进行后腹腔的手术时，手术进路要通过人工气腹状态下的腹腔才能到达术野。而开放手术是在腹膜外进行，沿解剖面（即机体器官的自身界限）进行解剖，对腹腔毫无损伤。因此，还是开放手术的优点多。

话说到此时，我的创作思路已十分明晰了——研发这样的手术方式：沿解剖层面，广泛剥离，应用内腔镜观察术野，不做人工气腹，保证腹膜不损伤，在一个像硬币大小的切口中进行……

唠唠叨叨的谈话之中，我不知不觉走到东京医科齿科大学旁边的加油站前的人行道上，准备横过马路时，一辆翻斗货车突然发出的吼声让我戛然止步，抬头一看，行人道上是红色信号灯。如果没有此声吼叫，我可能被碾死了，也就不会有现在了。

第三章 微创内腔镜下手术的步骤和方法

一、手术的定名

在一个尽可能缩小的切口中进行的手术，在开始研发时，将这样的手术称为"小切口手术"。由于术中使用内腔镜，此后定名为"微创（小切口）内腔镜下手术"（简称"微创[①]手术"，也称小切口手术）。图 3-1 是一个肾脏摘除术结束时，取出肾脏的实际情景。在一个仅能取出器官大小的切口（甚至是小于取出器官）中，左右摇摆，在取出过程中，利用组织弹性，被脂肪组织包裹的肾脏变成葫芦的样子，宛如夏目漱石[②]（49 岁去世）的猫从狭缝中钻出来那样。

那么，请让我详细说明此手术的创作过程和操作方法。

---

① 在日语中"微创"有两重意思：其一，创是切口或者伤口，微创是微小切口的意思；其二，创是创伤或外伤，微创是低侵袭的创伤的意思（译者注）。

② 夏目漱石是日本有名作家，据说十分喜欢养猫，平时对猫的行为观察十分细致，他的名作有《我是猫》（译者注）。

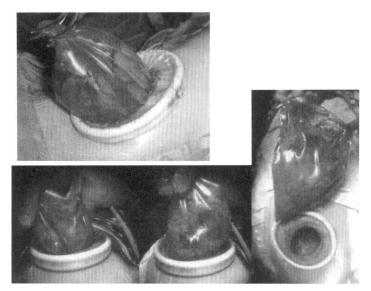

图 3-1　从小切口取出被脂肪囊包裹的肾脏

二、研发小切口手术的器械之一

在小切口（微创）中进行肾癌根治性切除术时，如果使用常规开放手术的器械，感觉到很不容易完成，操作过程非常之困难。由于常规手术器械宽大，占满术野，导致没有手术操作的余地。这是摆在眼前的现实，这些操作包括深部剥离、深部结扎等。

"嗯，难呀！"明知有困难，也要继续坚持自己的信念。

"那么，我们一起自己研发手术器械，大家齐心合力干！"

"这不是高科技的技术，而是科技含量非常低的事，也许我们能对器械进行改进。"

首先，我们从研制暴露术野的创钩开始。

如果术野不能清晰、稳定地暴露，手术则无法进行。传统的开放手术暴露术野使用 L 形的直角创钩。这种创钩进入术野部分和处于切口边缘部分的宽度都一样，在施行小切口手术时，创钩占满切口的边缘，其他器械就无法使用了。因此，必须将创钩接触切口边缘部缩小，同时加长其进入术野部分，才能达到既能暴露深部术野，又不妨碍其他器械的使用的目的。图 3-2 是我们研发的细腰直角创钩（称为 PLES 钩）。

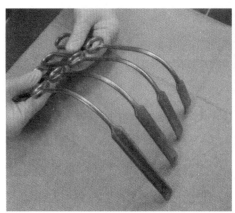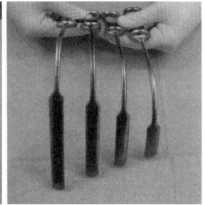

图 3-2　细腰直角创钩（PLES 钩）

我们研发的第二种器械——取出已经分离器官的捕捉器。

在腹腔手术时，使用的捕捉器价格昂贵。我们研发的捕捉器既便宜又牢固，用钢丝做成可变形的中间交叉的圈，称之为可变捕捉器（flexible catcher，图 3-3）。这种捕捉器使用时，根据切口大小而改变形状，便于进入术野。用氨基甲酸乙酯（Urethane）为材料做成口袋，套在钢圈上。这种质地的口袋通过小切口，取出被摘除的器官或组织时，不容易破溃。

现在我院胸外科也使用我们研发的捕捉器来取出肺叶，医师们均感到得心应手。

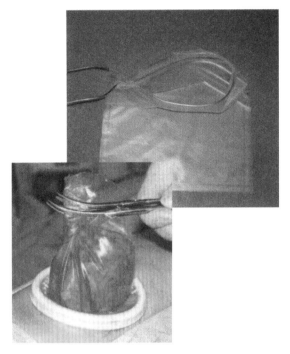

图 3-3　可变捕捉器

三、研发小切口手术的器械之二

我们研发的第三种器械是分叉型压肠板。

开放手术使用的压肠板是一块大小一致、两端椭圆形、可随意变形的金属片，其宽度达 3～5 cm。这是腹部开放手术常用的暴露术野的器械。我们将它的宽度改为 2～3 cm，末端呈分叉形。在施行根治性前列腺摘除术时，将分叉端卡在前列腺尖部，向头侧牵引，充分暴露前列腺背侧静脉丛和尿道。我们将此器械命名为分叉型压肠板。图 3-4 是最初的设计图，像漫画一样，因设计不合理而弃用了，但是我怀着怀旧的心情重新印了出来，供大家鉴赏。

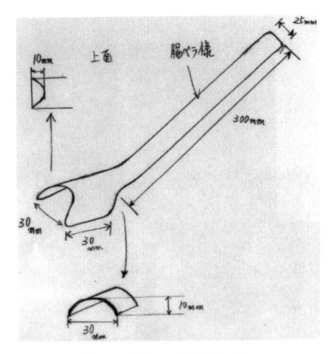

图3-4 分叉型压肠板的原设计图

我们研发的第四种器械是送线器（thread pass）和压线器（knot slide）。

这是小切口手术时，用来向深部递送结扎线和深部结扎时将线结压紧用的器械。在传统的开放手术中进行深部结扎时，都是用止血钳将线送到被结扎的组织附近的另一把钳子上，结扎之后，用食指尖将线结压紧。这样的操作在小切口手术中就难以完成了，因为难以容纳2把钳在小切口中进行操作，食指也难到达切口深处压紧线结。为此，我们制作末端为弯钩的细金属棒状的送线器，仿照女孩子发夹的原理，在弯钩的末端开狭小的缝，将线夹紧，递送途中不易脱落。压线器的末端呈扁平状，中间有凹槽卡稳结扎线，这两种器械能重复使用，价格便宜（图3-5）。

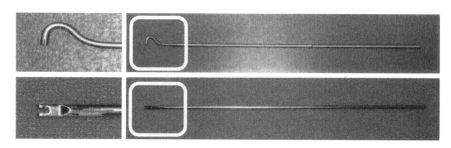

图 3-5　送线器（上图）、压线器（下图）

在研发成功后我们对产品做商标注册，然而注册登记后，需要缴纳商标维持费，此费用对抚养 3 个小孩的家庭来说，是沉重的经济负担，令我感到心痛！

"万一，已有同类的器械注册的话，所支付的注册费就付诸东流了。"因此，我总将此事记在心头上，造成沉重的思想负担。

此外，我们也曾研制牵引肾脏的橡皮条、固定牵引线的钳子等。由于后来手术操作熟练了，这些器械不再适用，就被淘汰了。这也合乎生物进化的"适者生存"法则。

虽然这些都是没有技术含量的低级产品，但是由于是我亲手研制的成果，令我很有成就感。历经多次失败，曾经心灰意冷，现在回忆当时与大家共同研发的情景，仍旧感到十分快乐。

这些器械奠定了小切口内腔镜下手术成功的基础。至今，应该感谢促成这些小器械商品化的公司，他们在商标注册成功之后，在申请先进医疗技术的过程中，起了很大的重要作用。得道者多助，只要有义无反顾的愿望和坚定的意志，各种有能力的人就会不约而至，给予帮助。本教研室的全体人员表示决心将此事进行到底，努力去追求！从此，开创了新的领域。

这里说一些题外话，我从《奥特曼》动画片中知道有特技摄影之神——圆谷英二[①]。他创作的"奥特曼"也是孤胆英雄，即使身处逆境，也无所畏惧。他考虑在胃的内部开一个小洞那样的方法摆脱困境，因而形成了新的概念，发明了新的技术和器械，并将其写成书。这就是现代的自然孔道的手术方法。虽然他记载的情景与我的处境有相似之处，与我们所做的事之间有天壤之别，但是都是涉及敢于创新的人的故事，真令人开心。圆谷先生比我年长 2 岁，69 岁就去世了。

四、微小切口内腔镜下的基本手术步骤——小切口的位置定位

研制手术器械之后，接下来确定手术的步骤。

小切口手术归根到底是吸收开放手术的优点而来的，借用了前辈经过长时间精心提炼出来的开放手术的切口进路，可以说小切口发源于此。

泌尿外科涉及的器官（从头侧向下排列）包括：肾上腺、肾、肾盂、输尿管上段；进入盆腔之后，延续为输尿管下段、膀胱、前列腺和尿道；进而到达输精管、睾丸。通常睾丸和输精管不列为小切口手术范围。

首先，从上尿路手术小切口位置说起比较方便，它包括肾上腺、肾、肾盂、输尿管上段的手术切口。

众所周知，上尿路器官位于身体背部中段。要求切口避开正中的脊柱，稍微向外偏离。切口只需一个部位就能到达全部器官，操作十分方便，易于确认。参照开放手术的腰部的斜切口，基本上是一样的，这样上尿路器官手术切口的位置就确定了。

第十二肋的前端位置，这是大家都十分熟识的位置。

---

① 圆谷英二，日本特摄导演，1901 出生于日本福岛县须贺川市，圆谷株式会社的创始人和首任社长。他的作品之一《哥斯拉》于 1954 年在美国上映取得不俗的回响，圆谷英二被称为"特摄之神"。他在拍摄完《赛文奥特曼》几年后，于 1970 年去世。

　　第十二肋位于肋骨最下方，很短，其尖部浮动，非常容易触及。有时采用第十一肋尖部也可以，尽管如此，还是第十二肋尖部为最佳的位置选择。

　　通常，采用切除第十二肋尖端的切口，按切除肋骨的步骤。如果第十二肋骨很短的话，只用来确定切口位置，无须切除。肋骨切除之后，手术的进路比较简单。第十二肋尖部切除是手术的第一重点，是初学者首先必须掌握的技巧。

　　又到了小憩的时刻，请读者放松一下。

　　对于位于盆腔的下尿路器官，包括输尿管下段、膀胱、前列腺和骨盆淋巴结。手术时，小切口位置的定位，对于有开放手术经验的人来说，立刻就能决定："耻骨联合上缘 1 ～ 2 横指的下腹部正中切口。"这是公认的部位。（图 3-6）

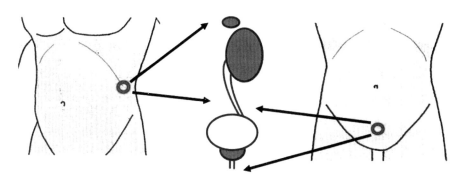

图 3-6　微创（小切口）的位置

　　如果要求术后看不到伤口疤痕，可以应用脐部切口。在脐周做环形切开，经腹壁全层，将脐部周围皮肤游离，能得到很大的移动性，到达下尿路的所有器官（图 3-7）。脐部不会缺血坏死，手术结束时，将皮肤复位，重新与脐缝合。愈合之后，几乎看不到伤疤（图 3-8），这种脐部切口，在需要时可以移动到腹直肌和肋弓下面。

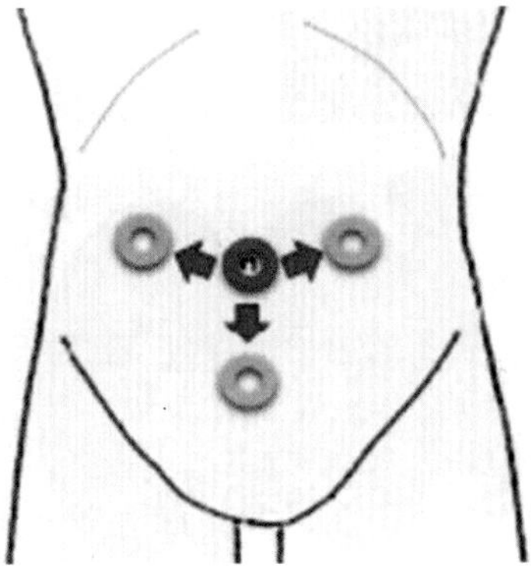

图 3-7 脐部可移动的切口的手术

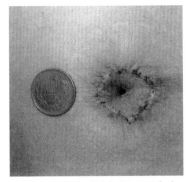
图 3-8 出院时脐部切口已愈合

佐藤八郎（日本昭和时代的诗人，70 岁去世——译者注）的诗，依然在脑海中回荡。他做出谁都觉得无聊的笑话，只供他独自取乐。

"小小的，小小的，小小的，令人着迷的伤口。"

令人感到这是不是患早期阿尔兹海默症的作品。

五、微小切口内腔镜下手术的基本步骤——术野的暴露

在微小切口中暴露术野时，其操作是在器官之间存在的自然界面进行的。

上尿路器官的界面是 Gerota's 筋膜，图 3-9 中箭头指示处，这是包绕在肾脏周围的脂肪组织表面的纤维膜。Gerota's 筋膜后叶与侧腹壁之间存在疏松网状组织的界面，很容易剥离形成，到达术野。Gerota's 筋膜前叶与腹膜之间，也存在这样的界面，亦可以看到疏松网状组织的界面，简单、迅速地广泛剥离，到达术野，如图 3-9 所示。

这样一来，对上尿路器官施行小切口手术时，暴露术野的手术操作基本定型，称之为共同手术步骤，操作并不困难（这是实施过手术人员的体会）。

对于盆腔内的下尿路器官（包括输尿管下段、膀胱、前列腺）在正中

线做小切口后，分离左右腹直肌，沿膀胱侧面覆盖的脂肪组织，向头侧和足侧广泛剥离，瞬时之间能制作出外侧是髂总动脉静脉和髂外内、动静脉与膀胱之间构成的广大操作空间。左右两侧的操作相同（图3-10）。

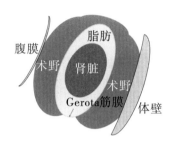

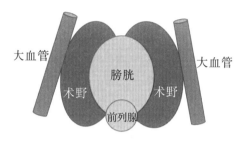

图3-9　上尿路手术时器官和组织的分界　　图3-10　下尿路器官手术时器官和组织
　　　　面宛如树木的年轮（baumkuhen）　　　　　　　也构成树木年轮样的分界面

这也是下尿路所有器官暴露术野的共同手术步骤，亦是定型的操作。同样非常简单、易行。

在泌尿系统所有器官暴露术野的过程中，可分为两种类型的共同手术步骤。这是小切口手术的基本操作，其重复性强，而且简单易行。

继共同手术步骤完成之后，就转向各个手术的目的器官的操作，不管任何器官的手术都历经这样的相同过程。初步设想未来的半（准）自动化手术，其中共同的手术步骤通过RoboSurgeon（手术者机器人化）实施。术野暴露完成之后，各器官的手术由"圆筒状外科机器人"实施。（图3-11、图3-12、图3-13）

在确保术野暴露方面，骨盆手术的万能器械支架（omnitract）和腰部手术的外科拉钩（surgical arm）等金属器械是很实用的。将来的设想是让手术的全过程机器人化。在此进一步展开说明，将来使用能进入人体内的手型机器人，其动作与体外的手指连动，进行术野的剥离和暴露

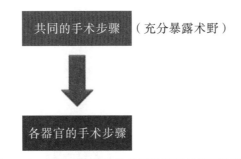

图 3-11　任何时候都是从共同步骤开始再到各器官

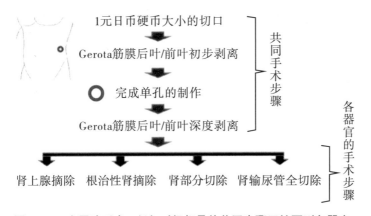

图 3-12　上尿路手术：任何时候都是从共同步骤开始再到各器官

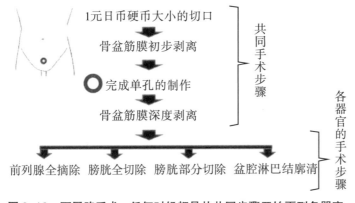

图 3-13　下尿路手术：任何时候都是从共同步骤开始再到各器官

（这在后文述）。这种机器人也许不但能制作术野，而且能完成各器官的手术操作。

当能应用插入人体内的小型机器人——"人工手"进行手术时，就可以说实现了"手进入术野的重现"的理想（我的梦想能实现的话，将是世界一流的技术）。

六、微小切口内腔镜下手术的基本步骤——手术者的操作姿势

手术者的基本操作姿势是左手把持固定组织的器械，右手拿切开组织的器械，与达芬奇机器人的器械操作相同。在小切口手术中，现在各种器械的使用十分便利轻松、性能更加优良的器械依次登场。

图 3-14 的示范图中，左手把持着带锁定开关（valvegeta）的组织把持器（前端细小又能牢固地夹稳组织），或者使用长镊子（pincette）。右手把持着马里兰型的立克苏（licasul，止血器），能在夹稳组织之后，在止血的同时切断组织，或者使用高频电凝器。在逐步推进手术过程中，需要缝合深部组织时，则使用带锁定开关的持针器（前端细小又能牢固夹稳缝针），操作十分方便。

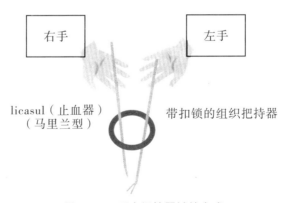

图 3-14　手中把持器械的方式

在小切口中左、右手把持的器械，彼此配合，顺利进行手术操作，青年医师（资深者也可以）经过练习之后，现在能熟练地操作。

七、微小切口内腔镜下手术的基本步骤——切口的保护

微小切口手术和开放手术的差别，一看就明了。微小切口手术，手掌和手指都不能进入切口内，只有各种器械和内腔镜从切口进出。

在应用小切口手术的早期，如何保护切口的边缘是一件十分伤脑筋的事。由于内腔镜和各种操作器械，如钳子、吸引管等，反复从一个小切口中进出，特别是使用高频电刀时，很容易损伤切口的边缘。我曾经做过各种尝试，例如，在切口边缘上缝上橡皮片（有一半是多糖薄片）虽然能保护边缘切口，但是橡皮片无张力，不能张开切口。

现在我们已经研制出"切口保护圈"，既能保护切口缘，又能张开切口，烦恼就这样迎刃而解了（图 3-15）。在缝合皮肤时，应用真皮缝合法（即皮内缝合或称美容缝合）无须拆线，切口愈合后像一条线一样，患者十分满意。

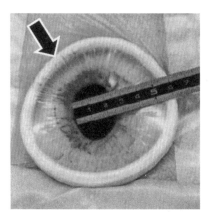

图 3-15　收放式切口保护圈（箭头指示）
用于前列腺全摘除术

术后患者对手术的满意度的评判，着眼的是切口愈合的情况。这样会形成以手术切口的大小和愈合情况，来判断整个手术效果的倾向。确实，皮肤和腹壁的微创（切口缩小）是重要的。但是，更为重要的是体内的操作，必须对人体低侵袭。

《外观能判断九成》是一本畅销书，其书名十分醒目，此书惊动了认为内涵是最重要的人。如果手术也从切口的外观判断九成，又会怎样呢？（现在流行对人或事物进行评估时，取决于首次见到的外观第一印象，忽视了对人或事物内涵的评估，本书作者认为这种观点存在片面性。如果以此观点为前提，用手术切口来评价手术的效果，就会得到不正确的结论。因为手术时内部的操作比切口更为重要。而"微创小切口手术"既重视切口的外观，更重视内部的操作——译者注）

八、微小切口内腔镜下手术的基本步骤——预防出血

"术野出血的手术难做，如果没有出血，手术则容易施行。"

这样胡言乱语的人在医学界中是存在的，这是片面地强调将出血问题作为手术的中心话题提出来。

腹腔镜手术和达芬奇机器人手术均使用人工气腹，向腹腔注入 CO_2 气体，给血管增加了外来压力，即使血管破裂了，血液也不会流出到术野，这是简便而有效的止血方法。在有出血情况时，加大气体压力就能有效止血，这样根据出血情况调节气压的大小来达到止血的目的，这种办法十分方便。

然而，此时便利与危险同时并存，对手术者而言，看不到出血，能顺利地施行手术。对病人而言，却存在种种隐患（如术后再出血），麻醉师也对加压和 CO_2 气体对人体生理的影响倍加留心和关注。

小切口手术不存在人工气腹的问题。手术沿着正确的组织间界面进行，出血甚少。在施行后腹腔的手术全过程中，包括肾上腺摘除术、肾摘除术、肾输尿管全摘除术，都能完全控制到不出血的程度。

只有在肾部分切除手术、前列腺全摘除手术、膀胱全切手术时，情况有所不同。肾脏血管以块状局部血管特殊供应，而前列腺周围的血管呈网状分布，术野的止血有一定难度。在我的教研室中，肾部分切除术是在不阻断肾血流的情况下完成，这就拉大了微小切口手术与腹腔手术的距离（这样的手术，在腹腔镜手术中是要在阻断肾蒂的血管的情况下完成——译者注）。

前列腺根治性切除术，在应用小切口手术之初，如何解决术野出血之事，令人感到烦恼。随着各种新型的止血器械，如立克苏、双极电凝和软凝血等技术的临床应用，以及对局部解剖认识不断深入，逐步解决了此难题。即在肾部分切除术或前列腺根治性切除术中，输血不是首要考虑的事情。在前列腺根治性切除术中，最初，均做自家输血的准备（即在术前从患者自身抽出 300 ~ 600 mL 血液，术中或术后再输回），此事在不久的将来可以取消。现在，即使是手术经验不足的医师做此手术，出血量通常也控制在献血量的范围内，在设备良好的医院中，其出血量仅在 100 mL 左右。然而，此手术的意外情况依旧存在，达到完全不输血的水平，尚言之过早。尽管受到"不恰当手术"那样风潮的影响（指腹腔镜手术用气腹止血之事——译者注），输血仍是基本保障安全的医疗措施，这是时代的要求。

不阻断肾血流的肾部分切除手术中使用可靠的止血器械（软凝固、超声刀）和能吸收的局部止血材料（网状的止血纱）解决了出血问题。

应用新器械、新材料"无气腹也能解决出血问题"，这是我们所能达到的水平。从此，有更优良的止血器械和材料供使用，而且价格也低廉，那不就实现我的愿望了吗？那时，就能和去超市购物一样了。

九、微小切口内腔镜下手术的基本步骤——不预防性使用抗生素

"预防的"这样的词汇，包括意义深远和需要警惕的意思。对预防性使用抗生素也不例外。在没有明确的感染依据的情况下，以预防感染为由，使用抗生素的患者不少。在患者没有感染的情况下，术前、术中和术后都使用抗生素。

以"手术有创伤口，也许有细菌进入创伤口"为理由使用抗生素。

以前，由于放心不下，我们手术后几天内都对患者使用抗生素。全国各家医院都如此，综合起来，此用量十分可观。对于无感染的患者而言，可能是徒劳的，甚至是有害的。长此以往，也耗费大量的医疗费用，这样的费用如果用作其他项目的治疗，也许更为恰当。

预防性使用抗生素可以产生以下的负面影响：患者的过敏反应、严重者发生休克、细菌产生耐药性、浪费医疗资源等。使用抗生素之后，会产生对人体的次生损害，因此，从要求达到低侵袭目的而言，不管怎样都不预防性使用抗生素，这是很自然的事。现在，在外科领域或正在向减少抗生素的使用，甚至不使用的目标努力。

我们经过大学的伦理审查委员会批准，并得到患者的认可，对预防性使用抗生素问题进行探讨和研究。在 800 例以上的患者中（包括肾上腺摘除、肾摘除、肾部分切除术），术后完全不预防性使用抗生素，其结果完全没有问题（与使用组之间无统计学差异），这是比较大数量的病例研究结果，因此，已在国际上连续通报此结论。

从前，在我管理的病房中，检查 MRSA 耐药菌，是我的头等大事。现在，已经完全查不到了。

在微小切口手术中，由于伤口小，不损伤腹膜，术野不大。同时，在手术结束时，在术野区域内，采用充分冲洗干净等措施，在术后不必要预

防性使用抗生素方面，也起到了重要作用。此外，在皮内缝合皮肤和再一次冲洗切口的作用就不必再说了。在小切口手术的范围内，用大量的生理盐水彻底清理时，医师们心安理得。

第四章　微小切口手术步骤和手术方法标准化确立

一、微小切口手术切口的尺度及其等级

微小切口尺度（大小）的概念是以被切除的器官或组织的大小作为切口大小的尺度。

具体来说切口的标准长度，尚难以制订一个统一的标准。例如，肾癌患者的癌肿瘤大小各有不同，有的可达到婴儿头般大。因此，制订小切口尺度的标准是一个漫长的过程。开始时，是以将传统开放手术切口缩小到最低限度，就算是小切口手术了。后来，在传统开放手术的切口基础上以手不能进入切口内的大小为度，作为小切口手术的标准。

以手不能进入手术切口作为小切口尺度的基准时，最便利的测量方法就是计算手掌的宽度。在测量过程将对掌的拇指除外，余下四指的宽度在8 cm以下，这就是小切口手术初级阶段的标准，与手助腹腔镜的切口宽度相当，此界定的宽度是进入小切口手术的门槛。日本微小切口泌尿外科内腔镜外科学中规定：达到小切口标准要求切口宽度小于8 cm，如果能达到5 cm以下的宽度，即升级为熟练的医师，达到中级水平。

我的中指近侧根部宽约 2 cm，其他手指的宽度逐渐缩小，两根手指的基底部宽在 2 ～ 4 cm，这是我们拟定的宽度标准。现在，我的科室做的手术中主要手术的切口宽度基本上在 2 ～ 4 cm 的水平（足以能够游离手术的目的器官或组织）。如果摘除器官比这样的切口大时，在游离被切除的器官之后，再延长切口将此器官取出。

为了便于准确测量切口的大小，最方便的办法是用硬币作为尺度。日本的 1 元硬币是直径最小的钱币，恰巧与一根手指根部的大小相当，为 2 cm直径。纪念币的直径最大，为 4 cm（图 4-1）。在此，将 2 ～ 4 cm 之间宽度的口称为"硬币切口"或称为"单孔"切口。因为在最早期，施行单孔腹腔镜下肾上腺摘除术时，切口的宽度为 4 cm。在脑外科，以 2 ～ 3 cm 的切口进行颅脑手术，切口像小孔洞一样，称为"钥匙孔"手术。

不知不觉地使用大量的数字和货币说明，也许会令人感到庸俗和讨厌。但如果能让大家正确理解小切口手术的宽度，以及懂得根据小切口手术的宽度来衡量手术的熟练程度（级别），我就达到目的了（图 4-2）。说到日本硬币的直径与手指的宽度的关系时，使我联想起钱形平次[①]的形象。

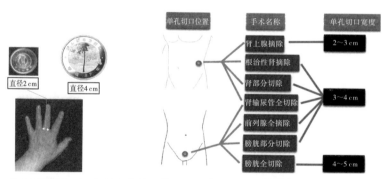

图 4-1　1 元日币硬币、纪念币和我的手指
　　　　1 元日币硬币和我的指根直径都是 2 cm

图 4-2　泌尿器各种手术单孔
　　　　切口位置和标准大小

---

① 　钱形平次是日本小说家、音乐评论家野村胡堂（1882—1963 年）的名著《钱形平次捕物控》中的主角。文中描述他是日本江户时代的"福尔摩斯"，此人武艺高强，能手发暗器（其中包括钱币）克敌制胜。

二、必须认识的手术步骤和各种手术的关键

泌尿外科各种小切口手术基本上可分为两个主要步骤，即共同操作步骤和到达各目的器官的操作步骤。简明扼要地说，是从确保术野的暴露（共同的步骤）开始，到向各目的器官进一步分离的两个步骤。

在这里，重点将放在第二阶段中各器官手术的要点，简述如下：

上尿路器官摘除比较简单。肾上腺摘除的要点在于肾上腺静脉结扎。肾切除术的要点在于肾动脉、静脉的结扎和切断，输尿管的处理极为简单。肾输尿管全切除的步骤，是肾切除术加输尿管和膀胱转角处的部分切除，按顺序一步步完成即可。

肾部分切除术。由于肾脏弓状血管构成各自的血流单位，如何确保有效止血，是此手术的关键。近来随着各种止血工具和止血材料的临床应用，此手术如果经过良好的训练，即使不阻断肾蒂的血流也能完成，不存在问题。肾具有良好的移动性，可以将瘤体固定在切口的正下方，使手术能顺利进行。

骨盆内器官摘除术中，如何处理包绕前列腺的血管丛是手术的关键，这是前列腺根治性摘除术和膀胱全切除术共同存在的问题。现在，止血的工具和止血材料的临床应用化解了此难题，只要经过一段时间的培训之后，完全能控制出血问题。

盆腔淋巴清除术是定型的手术，比较容易完成。

诚然，手术中粗暴操作的医师依然存在，这是令我感到头疼的事。

"说到此应该明白了吧？"

此时我的脑海中回荡着赤塚不二夫（1935—2008 年，日本喜剧漫画巨匠）的名言"人生即玩笑"，人生不必太认真，何况我已将工作放下了。

三、国际评定为"无气腹·单孔手术"

历经多年研发和创立的小切口手术，能得到国际学会受理吗？这对于我来说，是极为关注的事。

2010 年制作了手术过程的录像带，定名为"无气腹·单孔手术"，投与世界最大的国际学会——"欧洲泌尿外科学会（EAU）"。该学会受理其中 3 盒录像带：根治性肾摘除术（EAU2009–37：Gasless single port...）、肾部分切除术（EAU2010–4：Gasless single port...）、肾输尿管全摘除术（EAU2010–1：Gasless two port...），并收载于欧洲泌尿外科学会的"手术录像带库"中。

斋藤一隆讲师（现为准教授）在会议中发表肾输尿管全摘除术的演讲，获得手术讲座的两种奖赏，在宽阔的会场中获得表彰（图 4-3），这样的

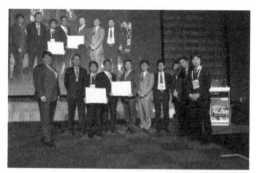

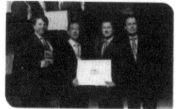

Second Video Prize

K. Saito, K. Kihara, S. Kawakami, Y. Fujii,
H. Masuda, F. Koga, Tokyo (JP)
For the video: "V1 Gasless two port access
total nephroureterectomy: MIES total
nephroureterectomy."
Supported by an unrestricted educational
grant from Astellas
- From left to right:
J. Van Moorselaar, K. Saito, G. Compion (Astellas) and I.J. De Jong

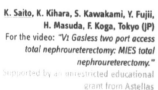

图 4-3　在欧洲泌尿外科学会（2010 年）上获得两项手术技巧奖和三项肿瘤治疗方面奖

国际评价，是对工作的肯定和鼓励。"无气腹·单孔手术"的命名得到国际学会的认可，令我心中有了踏实感。从此以后，"无气腹·单孔手术"的名称多次得到国际学会和杂志的认可。我们的工作内容能在国际上广泛传播，令我感到十分高兴。

从此，当自己在工作中产生迷茫或失去信心时，我也会毫不犹疑地依托国际学会的评价（我的工作也许会失败）重新树立信心。国际学会的评价毫无悬念，这具有独创性的成果，得到了普遍的重视，这是历经严格审查的结论。

救世主，就在日本很近的地方，似乎就在身旁。

四、出版手术图解，办学会杂志

在研发小切口手术过程中，各个阶段都出版手术图解。如果不写书的话，"那样的手术方法是不是手术呢？别人都不了解。"我善于总结工作和约束自己。

日语的手术书在 2002 ～ 2007 年均有出版，这两本书都被翻译成中文，已在日本之外出版。英文的手术书于 2015 年出版。由经验浅薄的手术者执笔的《无气腹·单孔泌尿外科手术——入门编》，于 2016 年出版。2009 年之后，微小切口学会出版《日本微小切口泌尿内腔镜外科杂志》，每年 2 期，定期发行，从不间断（图 4-4）。今后将叙述"机器人化外科医生系统"，作为手术研发的新阶段，将继续出版手术图解。

书作为传递知识、保存知识的一种形式，也是每一阶段工作的总结，可能给后人留下某些启迪，我相信他们不会辜负前辈的期望。

a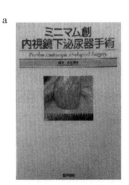

a′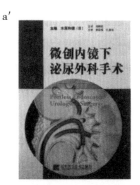

b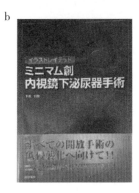

b′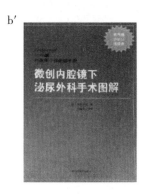

c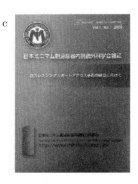

d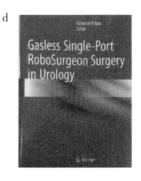

图4-4　已发行的日文手术书（a：2002年、b：2007年）及其中文版（a′、b′）；
　　　　学会杂志的创刊号（c：2009年），英语手术书（d：2015年）

阅读新出版的书时，常碰到这样的议论："这里有些观点已经陈旧，通常在这个地方、那个地方指指点点。此次，再也不去阅读了。"（恐怕只有我是这样）

现在的年轻人，不管这些歪理，按自己风格写手术书，希望以此作为自己的目标。只要正确的引导，不会出什么问题。（这样的诠释是多余的）

五、经验不足的手术者参与编写手术书

"在一个尽可能小的切口中完成手术"向这样的目标努力，即使是腹腔镜手术也不例外。

单孔（无气腹）或者减少孔的数量的手术，称之为 reduced port surgery。这种手术方法，即称之为单孔腹腔镜手术，也是在腹部一个局部打几个小孔（通道），从这些孔洞中插入各种器械完成手术。

普通外科医生认为"泌尿外科的单孔·无气腹手术是专家级完成的手术，应用在腹部外科手术时，有很大难度"，对向此方向努力的医师而言，我想他们也不会真心实意地推进这种手术。

在这样的背景下，必须将"无气腹·单孔的泌尿外科手术"的步骤进行整理，将复杂的事情变得简单化。为了让更多人理解，决定刊载由年轻、经验浅的医师参与的入门编（图 4-5）写作。

这是年轻、经验浅的医师在手术过程中所看到的手术实况，以及感悟到的心得实录，让他们写成书。这样的尝试是有重要意义的(即针对单孔·无气腹手术的难点)，有利于克服畏难情绪。让大家知道，连这样的医师都可能完成这样的手术，其他医师更应该勇敢去实践。此书还在计划中，这是不合乎常理的手术书（一般来说手术书应该是有经验的学者的著作——译者注），假如能鼓起勇气买下此书的话，请你务必细读（此书的价格也很优惠）。

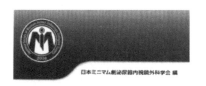

图4-5 《无气腹·单孔泌尿外科手术——入门编》

在这本入门编的内容中，还邀请了相关的手术专家撰稿，于 2018 年出版。

六、肾上腺和肾等脏器摘除术在单孔切口足以完成手术

如果认真阅读前面所述的手术书的话，就能够理解其手术的方法。以下简单扼要地将三种手术（图 4-6、图 4-7、图 4-8）的要领进一步说明。也许各位专家在阅读过程中，会忽略这三项手术（即使这样也不要紧）。以下将更详细地阐明。

上尿路肾脏的小切口手术，比较容易掌握。从共同步骤到各器官的分离过程，手术步骤任何时候基本不变。被摘除的器官的剥离过程，也能在一个硬币直径大小的切口中完成。在取出器官时，根据患肿瘤器官的大小适当延长切口。这样能达到无气腹、腹膜保护和费用低的要求。关于使用血管封闭器的问题，将在"机器人化外科医生系统"的章节论述，这样的设备，使手术能够在更安全的情况下进行。

根治性肾摘除术：此手术先切断肾动脉、肾静脉，然后游离肾脏，将被脂肪囊包绕的肾脏从恰巧能取出肾脏的切口中，用可变捕捉器套取肾脏之后，左右回旋，包裹肾脏的脂肪组织富有弹性，在取出过程中被略为细小的切口挤压成葫芦样。当确实难以取出时，可适当延长切口。肾脏取出之后，按组织的结构分层次缝合切口，此手术只需切除一段第十二肋骨，这是患者本人和社会保险公司都愿意接受的方法。

肾上腺摘除术：肾上腺摘除术的切口和肾切除术的一样，此器官体积不大，切口相对比较小，像硬币那样大小足够了，1元日币的硬币直径约 2 cm，同样是无气腹、不损伤腹膜，且术后不使用抗生素、收费低，这也是患者和社会都乐于接受的手术方式（图4-6）。

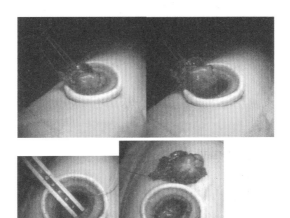

图4-6　肾上腺摘除术
切口恰好为1元日币硬币的大小

肾输尿管全摘除术：手术在2个单孔切口进行，手术方法和步骤已确定。从侧腹部的切口进行根治性肾切除术的操作，游离肾和输尿管上段。然后，在下腹部的切口游离输尿管下段和膀胱的转角部，最后将肾输尿管整块从侧腹部切口取出。如果下腹部的切口是取腹直肌旁切开时，手术中途无须变更体位（原手术图解需要变成斜位——译者注）。自从导入三维头盔式显示器之后，处理输尿管下段时，膀胱内外联合操作，就能更加精细、准确地进行。此手术方法也同时满足无气腹·小切口+硬币切口、保护腹膜、不使用抗生素、价格低的要求，成为患者乐于接受、社会上认可的手术方法（图4-7）。

上尿路器官的手术，是取出完整器官的手术，在一个能取出此器官大小的切口中，基本上能够完成手术全过程，无须附加切口和切开腹膜，以及收取多余的费用。

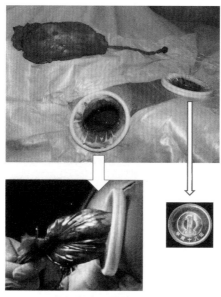

图4-7 肾输尿管全摘除术
取出肾脏的小切口和处理输尿管下段
的切口大小均为1元日币硬币大小

七、单孔不阻断肾血流的肾部分切除术

泌尿外科手术中，触动实质性器官的手术只是肾部分切除术，为此我将进行略为详细的叙述。

从病人的利益出发，在不阻断肾血流（不阻断肾蒂血管）状态下，不损伤腹膜、无气腹，在一个小切口中完成肾部分切除术，这是很高明的方法。这样既能充分保护肾功能，又能避免术后从肾的创面出血。在阻断血流的情况下施行肾部分切除术，肾在常温下缺血的时间只能在 20 分钟左右，在手术时，创面看不到出血点，不能充分、精准地止血，所以在缝合创面之后，容易再出血。如果不阻断肾血流，手术者则从容地在切除肾肿瘤的过程中充分止血，这是我们追求的最佳方法。

现在新型的软凝固止血和可吸收性的局部止血材料的临床应用，以及手术方法的逐步熟练，使得在肾脏任何位置的肿瘤都能安全地彻底切除（图 4-8）。要达到确保从基底部切除肿瘤的要求，关键在于如何建立牵引肿瘤的方法。关于切口的长度：肿瘤位于边缘时 3 cm 的长度便足够；如果是位于中心的肾门型，约 4 cm；个别极困难的病例，必要时切开 5 ~ 6 cm。

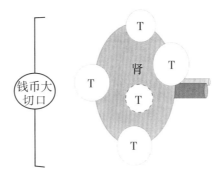

图 4-8　在硬币大（直径 2 ~ 4 cm）的切口中，能在不阻断肾血流下切除任何位置的肾脏肿瘤

手术步骤比较简单：

1. 将肾肿瘤固定在切口的下方或附近（比较容易）；

2. 沿肿瘤的外围做沟槽，用缝线藏入沟内固定肿瘤的部位；

3. 像采集蘑菇那样牵引肿瘤组织，用软凝固从侧面和底部边止血边剥离；

4. 如果肾盏被切开，应及时修补；

5. 肾实质无须缝合。

制作肿瘤牵引沟槽和切开肿瘤侧面、底部肾实质时，使用的止血方法历经了一个逐步改进的过程。早期用微波凝固，发展到用超声刀凝固，现在用软凝固。也曾用高频电刀（电凝）做牵引沟，现在均用软凝固切开。加上使用可吸收的止血材料，能在不阻断肾血流情况下，不做创面缝合也能安全地完成此手术。本教研室中，藤井教授和斋藤副教授对此手术十分熟练。

当然，做到绝对不阻断肾血流是不可能的。当手术遇到止血困难时，仍然需要在阻断血流的情况下完成手术，这是极少数情况。这并非是手术开始时已确定的处理步骤，而是紧急处理措施。阻断血流之后，就开始计算时间了，会给手术者造成无形的压力。

虽然现在在欧美国家盛行用达芬奇机器人完成肾癌的肾部分切除术，但是这种不阻断血流，在单孔·无气腹、腹膜保护无须缝合手术的肾切面完成的肾部分切除术，既节约费用又安全，且效果良好，是患者乐于选择、社会认可的手术方式。

八、对盆腔内的下尿路器官应用单孔手术方法成为最佳选择

"单孔盆腔内下尿路器官手术安全可靠地进行。"

这是本科室人员的共同想法，如果已经阅读过前面的《无气腹·单孔泌尿外科手术——入门篇》的话，那是最理想的事（膀胱全摘除术将在本文中叙述）。假如说即将阅读的话，请允许在此进一步叙述手术的要点。

前列腺根治性摘除术：切口约 4 cm 长，要求出血量控制在献血量的范围之内（即在 200 mL 以内），为了预防术后发生腹股沟疝，故做腹膜鞘突切断术，充分体现无气腹、保护腹膜、预防疝气以及低收费特点，是手术方法中最佳的选择。

膀胱部分切除术：应用"机器人化外科医师系统"膀胱内外配合准确地施行膀胱部分切除，切口采用下腹部和经尿道联合进行，下腹部切口与硬币直径相同，约 2 cm，能确保完成手术，也是最佳选择。

膀胱全摘除术：包括膀胱、前列腺、尿道等作为一个整体游离后，最后切开膀胱底的腹膜，马上整块取出，切口长度约 5 cm，准硬币切口。此切口在做回肠导管或原位代膀胱术时，可以继续使用。关键要点是在取出带有癌组织的器官之前的瞬间，腹膜基本上没有切开（即在取出膀胱时才切开腹膜——译者注）。

骨盆淋巴结廓清术：在硬币切口中进行时，需调整器械的角度和方向才能到达术野。

在施行盆腔内下尿路手术时，小切口手术和达芬奇机器人（或腹腔镜）手术不同，后者的进路从脐周围向足侧方向进入，因此器械成锐角斜插入，操作的自由度与耻骨上小切口、垂直插入的器械比较，相差甚远。

现在，应用达芬奇手术机器人施行前列腺根治性摘除术，成为风靡世界的标准手术。但是，单孔的手术方式在腹膜保护、无气腹、预防腹股疝和价格低廉等方面显示了其优势，是可供选择的最佳途径，此观点已反复陈述。

第五章　抚慰一颗脆弱而又清澈、明亮的心

～～～～～～～～～～～～～～～～～～～～～

讲到这里先稍微休息一下，以下是对我的事业给予鼎力支持的援助者的谢词。

既放心不下又脾气急躁的我，面对扑面而来的腹腔镜手术，以及随之而来的达芬奇机器人手术，至今为止，依然不怕任何挫折，继续奋勇向前，是因为得到了各种各样的支持者的鼎力援助。在此，请让我谈谈一些记忆犹新的往事。

一、来自日本患者的支持

患者是否接受我所研发的手术方式，是决定此事是否继续深入进行下去的分水岭。如果患者接受腹腔镜手术，不到本医院就医，那么，我们的研究工作早就结束了，对于全心全意致力本手术研发的教研室工作人员，不让他们开展腹腔镜手术之事，也不会存在歉意。

由于这样的手术方式尚未能成为社会的主流，为了让大家了解这种低

侵袭的手术，有机会借助大众传媒时，我都全力投入并详细地说明。只要有愿意了解此手术的相关知识者，即使是几个人，我们的同事也会外出座谈。对电视、报纸、杂志和公众讲座等，我们都会全力以赴进行说明。对于邻里琐事都不放在心上。

可是，还有些不放心的事，事出有因。

关于 NHK（日本放送协会）《今日的健康》的录制资料之事（在肾癌话题中介绍我们的手术方式）。在第一次录制时，边改边录，比较认真。数年之后，第二次录制时，情况大为不同，是在不重录、不修改的氛围中进行录制的。在这样的情况下，产生徒劳无益的心情，大家的情绪低落、缺乏干劲。在录制的途中，我的头脑变成一片空白。

"哎！对不起啊！"脱口而出。

这样的一句话使参加录制的人员的心情完全被冻结。在播放录像时，"对不起"前后的画面全部被删除。

患者观看之后说："这次录像的内容少，播放的时间短。"

最近，我们还接受了 NHK 世界《医学尖端》的节目采访。

在后来实际工作中，有很多慕名而来的患者，希望接受微小切口的手术方式。用一句老套话来形容，患者来自"南起九州冲绳，北至北海道"。患者多，医院的容量有限。很多患者要等待半年的时间，才能安排做手术。即使已达到这样的饱和程度，来院求医者并没有减少。这让我深感不安，此景象深深地烙在脑海中，难以忘怀。

患者的需求是继续向前研发此手术的最后依据。从内心深处感到"患者是我的上帝"（至今依然这样认为）。如果患者不选择这种手术方式的话，其后果不堪设想。我的信念会变得冰凉，我将会看到病房空置，那是多么可怕的梦境。

二、来自日本之外患者的支持

还有不少来自日本之外的患者专程到医院向我求医，接受微小切口的手术，且手术后继续到医院定期复查，这是一批忠实的"粉丝"，他们给予了我心理上莫大支持。今天晚上，在梦中浮现两位患者：一位来自韩国，另一位来自菲律宾。

这位韩国的患者通过代理人与本院联系。听说他是"韩国陆军的缔造者，一位了不起的伟大人物"，要求施行肾上腺肿瘤手术。他有一副虽是高龄但看上去锻炼有素的身躯，目光十分锐利，是一位沉默寡言的老人。

"如果手术过程不顺利，治不好我的病的话，我绝不轻易放过你们！"进院之后，仿佛从病房飘出这样的声音。我们顿时感到上战场一般的气氛，病房充满紧张的空气。

手术前的几天一个夜里我做了一场噩梦，梦中这位老先生宣判对我执行枪决。

手术后他很快康复了，这是从内心表露喜悦心情的患者之一。出院时他满脸笑容，与手术前判若两人。

另一位来自菲律宾的患者，在我的记忆中他是一位施行肾手术的患者。对此人留下的印象，与其说是来自病情和手术，不如说是来自他庞大的身躯。这位患者回忆起来是像"小锦"①那样的巨人。对于这样的"巨人"，手术前我们担心手术台承受不了这样的重量，于是先行实地测试，证实可行，才决定手术。我们根据术前制订的方案进行手术。切开皮肤之后，见到的是脂肪，再往深处还是脂肪，尚未到达术野。此时产生了错觉，以为手术台变形了、倾斜了？整个手术过程中，脂肪和手术台轮番地在脑海中翻腾，好不容易，终于完成手术。

---

① 小锦是在日本的美籍相扑力士，达到相扑道场的"大关"，即全日本相扑赛事的第二等级——译者注。

那天夜里，我做了一个噩梦，梦到手术时手术台被压垮了！

三、从诗和俳句中得到启迪

当今主导外科手术潮流的是腹腔镜手术和达芬奇机器人手术。仔细考察研发微小切口手术的周围环境时，不禁情绪低落，即使有机会让我们鼓起勇气说话，也不敢理直气壮地表达。

有一天天色比较昏暗，我信步走到人流如织的东京火车站附近的"丸善书店"。在书店入口附近，无意之中顺手拿起一本平时无暇顾及的诗集，打开一看，原来是一个15岁少年山田康文写的诗集。

这位少年因重度残疾，不能说话。他在15岁死亡前的两个月，通过用眼睛和舌头传递信息的方法，在看护医师的帮助下表达了对生母的眷念，形成了诉说平生思念的唯一诗集。这引起了我的兴趣，我详细阅读起来。

ごめんなさいね　おかあさん	对不起啊　妈妈
ごめんなさいね　おかあさん	对不起啊　妈妈
ぼくが生まれて　ごめんなさい	我来到人间　给你添麻烦
ぼくを背負う　かあさんの	妈妈　你整天背负着我
細いうなじに　ぼくはいう	我在你的项背上诉说
ぼくさえ　生まれなかったら	要是我没有来到人间
かあさんの　しらがもなかったろうね	你也不会长得满头白发
大きくなった　このぼくを	我长大了　依然让你背着我
背負って歩く　悲しさも	真悲惨啊

"かたわな子だね" とふりかえる	我是个残疾儿童　经常患病
つめたい視線に　泣くことも	在冷淡的眼光中　曾暗自哭泣
ぼくさえ　生まれなかったら	要是我没有来到人间
ありがとう　おかあさん	感谢你　妈妈
ありがとう　おかあさん	感谢你　妈妈
おかあさん　いるかぎり	妈妈　只要你还在世上
ぼくは生きて行くのです	我就在成长
脳性マヒを　生きていく	可是脑性瘫痪也在加重
やさしさこそが　大切で	亲切的关怀是最好的治疗
悲しさこそが　美しい	只有感到悲伤才是最美的
そんな　人の生き方を	妈妈
教えてくれた　おかあさん	这是你教导给我的人生追求
おかあさん	妈妈
あなたがそこにいるかぎり	祝福你健康长寿

当阅读到最后的诗句时，我感到这少年在人生最美好的年华就离世了，我情不自禁地落下眼泪，当时周围都是人，只好用书本遮挡落泪的眼睛。这时我明白其中一句连傻瓜都懂得的道理：

"无须花钱的精神上的关怀和爱护，是最好的治疗。"

这位残疾少年 15 岁明白的道理，我 60 岁才感悟，真是无地自容啊！要振作起来前进。

后来，在网络上看到他的诗歌全集，才知道这是众人皆知的诗歌，

1960 ～ 1975 年，那是对残疾身体障碍歧视比较严重的年代。这是记录一个残疾人生涯的诗集，由护理这位少年的护理师整理成书。这个过程中，护理师用很多暗示的语言，询问少年的感受。说得对时，少年用闭合眼睛回答；说得不对时，少年用伸出舌头来表示。历经多年的交流之后，才作成此诗集。

现在回忆起来，在那个时候，促使我去拿起这本诗集的人是谁？是那位名叫水木茂[①]的先生吧！

四、来自本教研室同事们的支持

这是在本科室内部说的话，说起来有些惶恐。在此，先对本教研室全体工作人员表示衷心的感谢！

"教授！终止微小切口手术的研发，回到主流的腹腔镜手术的道路吧！"如果此话来自本教研室的同事，真的是他们内心的想法，那也是对的，那么我将会终止此研发工作。可是同事们在我的面前，却没有说过这样的话（也许是面对我不好意思说出来），这真值得感谢！

"我是否将同事们带到歪路上呢？"

性格懦弱的我，常感到这样的压力和担心。我对教研室同事的善意，反而让他们认为我是一个底气不足、容易气馁、思想保守的教授。

"为了社会的发展和进步。"

这句话已经听腻了，而这位童心未泯的教授，却越说越起劲，同事们能和我一同走到今天，这是我暗地里引以为豪的秘密事。（现在已成书了，不就是公开了吗？）

---

① 水木茂（しげる），原名武良茂，1922 年出生于日本鸟取县境港市。水木茂是日本鬼怪漫画第一人，是怪谈系题材的元祖，最长青的漫画家之一，一代经典漫画《鬼太郎》的原作者。水木于 2015 年 11 月 30 日上午 7 点 18 分因多器官功能不全在东京的医院去世，享年 93 岁。

在病房内，全体工作人员的形象逐一浮现在眼前（藤井靖久、斋藤一隆、松岗阳、石冈淳一郎、横山みなと、吉田宗一郎、木岛敏树、伊藤将也、井上雅晴……），进而，协作医院的各位医师的面孔也依次出现在眼前（有点像临终前的情景）。

在达到"无气腹·单孔·机器人化外科医师手术"初级阶段的技术水平之后，再同时掌握达芬奇机器人手术的技巧，就能看到外科技术的前沿。清楚地了解教研室医师的思想动态之后，我紧张的心情也就平静下来了。

"先进的无气腹手术和先进的人工气腹手术都能掌握，两种技术合二为一，增加了手术选择的余地，也提高了科技的含量。这样就能从不同的角度，对这两种手术的方法进行比较。我们不就站到世界医疗技术的前沿、提高医院的知名度和存在感了吗？"这是想应用和掌握腹腔镜手术的医师们更为华丽的言辞。

"'无气腹·单孔·机器人化外科医师手术'能掌握的话，腹腔镜手术以及达芬奇机器人手术的应用就不在话下了，甚至更胜一筹。"这说得十分透彻的话，来自已经购买达芬奇机器人的协作医院医师的评价。

"在施行无气腹手术时，如果在正确的解剖层面之外进行解剖剥离，出血多，术野会变得模糊不清。这种情况出现在达芬奇机器人手术中，由于借助人工气腹的压力，能控制出血。然而，只有在正确的解剖层面上施行手术，才能称得上低侵袭手术。在掌握单孔·无气腹手术方法的基础上，应用达芬奇机器人时，手术会做得更得心应手。"（这绝不是我个人的结论）

书写到这里时，在研发过程中，给予支持的各位有心人（均是挚友）也依次浮现在眼前。其中，包括帮助引进头盔式显示器的索尼公司的同仁——三维工程师福与恒雄（新兴光器制作所社长），帮助评定先进医疗

技术和进入医疗保险项目的吉田英机先生（昭和医科大学名誉教授），推
进研发的手术器械商品化的堀口彰氏（原 Medicon 公司社长），还有支持
此事业的大学和医院的各位先生。虽然他们还健在，但是，我也不由得施
以双手合十，顶礼膜拜（毫无杂念地）致以深切的谢意！

五、最大的愿望

　　以下是两首非常有名的短歌，最早是用来表达"明治维新"时期日本
人的气魄。

　　おが胸の 燃ゆる思ひにくらぶれば 烟はうすし櫻島山（平野国臣[①]**）**

　　胸中燃烧的（明治）维新的烈火，远胜于櫻岛火山（位于鹿儿岛县）
源源不断的淡薄烟雾（平野国臣）

　　**身はたとい 武藏の野辺に朽ちるるとも とどめおかまし太和魂（吉
田松阴**[②]**）**

　　即使躯体腐朽在武藏（地名）的荒野中，我的心灵仍忠于太和（日本）
魂（吉田松明）

　　在这两首短歌的精神鼓舞下，研发微小切口手术过程的一切烦恼，就
微不足道了。"成千上万人向前时，我自岿然不动。"这是两位青年改革
者（一位 36 岁，另一位 29 岁）在临刑时表露的气概，具有划时代的意义。
对于胆小鬼来说，是效法的偶像。

---

① 平野国臣（1828—1864 年），福冈藩士，主张尊王攘夷的志士。其通晓国学，于
1858 年脱藩，往京都与诸志士为国事奔走。其曾计划在北九州起兵，事败而被捕。出狱不久
又在生野银山举兵，战败被俘，在京都被斩。
② 吉田松阴（1830—1859 年），阳明学派思想家，名矩方，字义卿，号松阴，通称寅太郎。
日本江户时代（又称德川时代）末期政治家、教育家、改革家，明治维新的精神领袖及理论
莫基者，生于长州藩萩城松本村（今山口县萩市椿东）。日本开国之后，他无限愤慨，著文
疾呼民族危机，力倡"尊王攘夷"、防御外侮。在井伊直弼为镇压尊王攘夷派志士而制造的"安
政大狱"事件中，吉田松阴于 1859 年 8 月被押解至江户，11 月 21 日被处死。

到米泽时，买下一张写有上杉治宪（上杉鹰山①）名言"有志者事竟成"的色纸。上杉治宪是得到美国前总统肯尼迪敬重的名人，我在任教授的十六年间，将这张色纸挂在墙上，作为座右铭，以此勉励自己。现在退休了，当取下色纸时，发现它的颜色已经变得灰暗了（图5-1）。

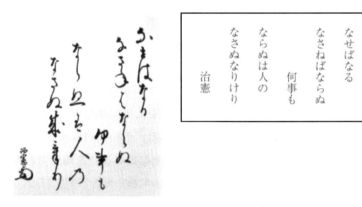

图5-1　上杉治宪（上杉鹰山）公的色纸

我在日本东北部观光胜地的旅游纪念品木偶上，写下了"祝愿，微小切口手术"的祝福。还有一处观光地售卖的钥匙环上的琉璃坠子内，嵌入了"MINIMUM"（微小切口）的内容（图5-2）。

在吉祥物中载入希望达到的目的，是指成为"日本人心中的最高愿望"。宛如古代神治时代的偶像。

这时，我想起一位身负盛名的作家——吉村昭（享年79岁）的作品《漂流》，文中叙述在无人岛上的漂泊者将思乡愿望写成信，系在候鸟的脚上，表达漂泊者祈盼故乡的愿望。（在这样的心情中写作将会是无止境的，只好就此搁笔了）

---

① 上杉鹰山（1751—1822年），是日本江户时代第9代米泽藩藩主，最广为人知的事情是他对米泽藩成功改革，被美国前总统约翰·肯尼迪誉为"最为值得尊敬的日本人"，被日本"经营之神"松下幸之助尊为"水坝式经营哲学"的奠基者。

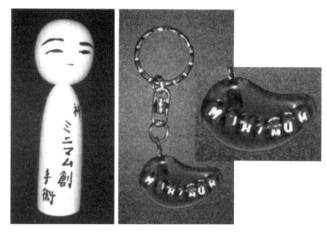

图 5-2 在观光地制作的木偶和琉璃坠子

第六章　达芬奇机器人手术问世

一、达芬奇机器人问世

外科手术由机器人来完成之事，犹如在 21 世纪之初，太空中一颗小陨石冲进世界的手术室。它像 6500 万年前落在墨西哥湾尤卡坦半岛上的 10 km 直径的陨石一样，引起世界物种结构的大改变，从此大型爬行类在地球上消失，迎来哺乳类动物昌盛的时代。这台手术机器人以意大利古代著名的发明家 Da Vinci（达·芬奇）的名字命名，显示其霸气，并很快在全世界推广应用，就像外国的"黑色蒸汽轮船"来到日本，掀起近代日本的产业革命一样。这颗"达芬奇陨石"，将会推动外科手术器械和手术方法的改革。

使用达芬奇手术机器人进行手术时，手术者坐在远离患者的控制台（console）上，操纵在病人体内组装的各种组合器械，按照手术的目的进行手术（图 6-1），仿佛在人类不能到达的地方如宇宙、深海和高放射能的场所，应用机器人进行工作的样子，只是工作的场所是柔软敏感的人体内。我们能通过机器人看到体内经过放大的立体图像。

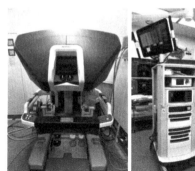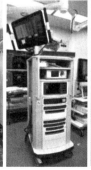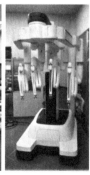

图 6-1　达芬奇手术机器人（Da Vinci Surgical System）
手术者控制台（左）、观察台（中）、患者手术操作台（右）
手术者在控制台进行手术操作遥控患者操作台的手术器械

　　达芬奇机器人能获得腹腔镜手术所缺乏的立体视野和使用多关节钳子（自由度高，能像人手掌一样的弯曲操作），进而具有同步脉冲操作系统（scaling），能使手术者在操纵台上的动作与插入体内的钳子的动作同步，还具备防止手控动作振动的偏差功能（即在照相过程中，防止因手振动造成图像模糊的功能——译者注），能坐着进行手术操作，还因为在机器人的帮助下，能在狭窄的术野中进行精细而又准确的操作。因此，即使是经验浅薄的医师也能完成手术（因人工气腹控制出血，对手术顺利进行也有很大的作用）。

　　从另一方面，也听到如下的评价：

　　"达芬奇机器人尚存各种缺点，是有待进一步改进的医疗设备。"

　　这是鸟取大学武中笃教授的评价，他是一位人体解剖知识造诣很深、能熟练地操纵达芬奇机器人的行家里手。

　　存在的问题如下：第一，达芬奇机器人的价格甚高（约 3 亿日元，折算为人民币 2000 多万元），每年的维修费十分高昂（1000 万～ 2000 万日元，折算为人民币 60 万～ 120 万元）。手术钳子几乎都限定最多使用 10 次，每一例病人的各种耗材也有相当高的费用。第二，缺乏手的触觉，在安全上存在问题。第三，故障（机械故障）的危险因素和机器庞大的体积及其重量。此外，在同一手术室内同时进行两场或多场手术，使用遥控操作，其合理性难以认同。

达芬奇机器人的手术方式，与腹腔镜手术基本相同，均需制作气腹，在腹壁上打几个孔洞，通过腹腔进行后腹腔器官的手术（基本都是这样）。我在此保留对腹腔镜手术"华而不实"的观点，依旧不变（顽固地保留）。

由于将达芬奇机器人手术称之为机器人手术，常常听到患者提问"是机器人进行手术吗？"毫无疑问手术是由人来完成的。但是，已经进入机器人时代了，处于这样的时代中，能冠以"机器人"的称号就是时代的最强势者。

这样，形成将医院划分成两类：购入达芬奇机器人系统的先进医院和没有达芬奇机器人系统的落后医院。在这样的氛围下，已购买的医院自然在宣传方面加大力度。然而，这对已购买的医院或者没有购买的医院都会受到极大的冲击。从美国的一个公司飞出很多的陨石，划出很多的弧线，降落在世界各地的医院，这样的画面在头脑中呈现。或者可以说形成控制各医院的连线。不管怎么说，这项技术革新的功劳，非美国莫属。

达芬奇机器人由美国 Intuitive Surgical（直观外科）公司开发，2000 年获得美国食品药品监督管理局认证，在美国普及应用。韩国比日本早引进，2006 年我与本教研室斋藤一隆讲师一起到韩国延世大学参观，接触了这一新技术。

经过一段时间的使用之后，达芬奇机器人受到各国的学会关注。日本于 2011 年，在东日本大地震之后引进。2012 年，只有前列腺癌患者应用达芬奇机器人进行的手术治疗能纳入保险支付范围；2016 年，肾癌（肾部分切除）的达芬奇机器人手术也纳入了保险支付范围。在美国达芬奇机器人在妇科、消化外科、泌尿外科等均可使用，是广泛使用的设备。在日本，由于只有泌尿方面的癌症治疗纳入保险支付范围,对于泌尿外科医师来说,就产生比其他科室更强烈的优越感。纳入医疗保险范围之后,短时间内,日本国内购入了 200 多台达芬奇机器人,拥有达芬奇机器人的数量仅次于美国,居世界第二位。在各医院引进的中心当然是泌尿外科。在日本,达芬奇机器人成为泌尿外科耀眼的机器。

二、达芬奇外科手术系统与外科医师的幸福感

达芬奇外科手术系统已经遍及全世界。使用达芬奇机器人之后,到达手术目的器官的过程变得容易了,也减轻了外科医师的心理压力。即使是经验浅薄的医师,也能很快掌握,完成手术,并尝到使用先进技术的乐趣,这是医生的幸福感。

但是,也听说了一些闲言碎语:

"达芬奇机器人手术的应用,形成了新型的主仆关系。有机器成为主人、外科医师成为机器的奴仆的感觉。"

此外,从公立医院的医师那里,还听到这样的话:

"应用达芬奇机器人之后,能吸引患者来住院,使医院变得热闹,工作也繁忙起来。但是,医院的效益并没有提高,医师的收入也没有增加。"

达芬奇机器人购入的价格高,维修费用昂贵。有这样的背后议论:每年不能完成 100 例左右的前列腺癌手术指标,就难以结算。实际上能达到这样指标的医院是十分有限的。另外,肾部分切除术的费用也不划算。由于医院处于赤字运行状态,医师必须加班加点工作,努力去完成任务。

2011 年出版的尤瓦尔·赫拉利(Yuval Noah Harari)的名著《智慧(Sapiencia)全书》是一部畅销书。作者以"个人幸福感"的观点,审视人类的发展史,受到广泛好评。此书以大约一万年前的农业革命为例,做

出以下结论："农业产业革命之后，人类的食物总量增加了，随之而来的是人口爆发性增长，形成富裕的精英阶层。在农业革命之后，人类以食用小麦、稻米和玉米一类谷物为主，使人类家畜化（指人类和牲畜一样以食用植物为主）。人类的命运变得更加残酷，必须更加勤奋地劳作，患病和被榨取的危险性增加。"

因此，个人幸福感的评估，用单一的标准进行评估难以得到正确的结论。

有这样的看法："一位能应用达芬奇机器人完成手术的医师，假如他处在没有达芬奇机器人的情境下，这位医师很可能就不能履行其职责。"这让人们担心达芬奇机器人造就了专业技术知识面狭窄的医师，因此，达芬奇机器人难以成为所有医院的常规设备。

由于达芬奇机器人的研发与改进均取决于制造商，并以公司的意见为主，那这样不就是忽视医师的主导地位了吗？正确的改进意见不也就被忽视了吗？这也是值得担心的事情。

还有，达芬奇机器人的工作原理也成为课题。此外，在2017年美国泌尿外科学会年会（AUA）上，认为即使不用达芬奇机器人（手术技巧高超的医师），手术的效果也不会改变，在统计学上无显著性差别。

在包含经济层面和劳动价值的意义上，用日本之外的观点评价，机器人手术能给为技术献身努力工作的日本医师带来幸福感吗？对这，我难以立即做出准确的回答。

三、达芬奇机器人手术与患者的幸福感

众所周知，应用达芬奇机器人可使精细的操作更容易实施。但是，在实际手术中，对患者的效果如何，这是一个难以回答（理解）的事情。

首先，在前列腺根治性摘除手术中，对随机抽样的统计进行分析，其结果如下：应用达芬奇机器人手术（以下简称达芬奇手术）组与开放手术组之间，在排尿功能控制、性功能保存、肿瘤切除的彻底性等方面进行比较，在术后 6 周和 12 周 2 个时间点的结果上无统计学方面的差异。其结果刊载在国际上可信度最高的《柳叶刀（Lancet）》2016 年的杂志上。

作者还得到这样的结论："在达芬奇手术和开放手术之间选择何种方法进行手术时，认为与其选择手术方法和设备，不如选择一位手术经验丰富的医师实施更为重要。"可以说，选择哪一种手术都与患者的幸福感无关。

然而，因为切口的大小不同，疼痛的感觉（只有一点点差别）、住院时间（差 2 天少一点）以及手术时间（相差 30 分钟）等方面都存在差别。如果 4 cm 左右的微小切口差异可以忽略不计的话（达芬奇手术的切口均在 5 cm 以上），两种手术方法在术中均不输血（出血量方面，开放手术比达芬奇手术多）。在日本，在技术熟练的医院中实行微小切口手术时，术中的出血量均控制在献血量（术前患者的预抽血量）以内。在技术优秀的医院中，术中出血量控制在 100 mL 以内。

在对患者的贡献方面，根据报告：达芬奇手术最大的优点在于对肥胖病人，比开放手术有很大的优势。此外，还有许多医师与《柳叶刀》杂志的观点相同，在 2017 年美国泌尿外科学会（American Urological Association，AUA）年会上，他们均认为达芬奇手术和开放手术具有同等的良好效果，并声明"患者与其选择手术方法和设备，不如选择一位手术经验丰富、操作技巧高超的医师实施手术"。以下是公认的结论：

Take home messege（AUA 2017）
来自 AUA 2017 学术年会的信息

- Technique not as important as experience
  医疗器械的技术不如术者的经验重要

● Open=robotic：outcome and quality of life

在患者的疗效和生活质量方面，开放手术与机器人手术相同

在肾部分切除术方面，应用达芬奇手术能缩短阻断肾血流的时间，这是对达芬奇手术优点的另一种评价。而我们在进行肾部分切除术时，既不阻断肾血流，也不缝合肾脏创面。在单孔·无气腹状态下，能完成肾脏任何部位的肿瘤切除，效果良好，术后不发生出血事件。这种不阻断肾血流和不缝合肾创面的手术方式已成为国际上手术发展的趋向。在其他领域的手术，如胃切除，将达芬奇手术和开放手术的效果进行大规模的统计学分析，其结果无显著差异。

在尚未购买达芬奇外科手术机器人的医院中（因为觉得医院的运行成本太大），虽然会有赶不上时代潮流的感觉，但是我们想传达这样的信息："微小切口手术"也能给患者提供效果十分良好的手术，且住院费不高。在掌握手术要点的基础上，医师都能学会单孔·无气腹的手术。

假如特别要求手术的操作准确和细致时，达芬奇手术完全能够满足患者的要求，并提供最良好服务，这不就是最为明确的事情了吗？

虽然把餐厅用菜单点菜用来比喻患者手术前对手术方法和设备的选择的话，好像会被骂，但是在施行某一器官的手术前，向患者介绍手术方法的种类（包括开放手术、腹腔镜手术、微小切口手术和达芬奇手术等），并说明每一种手术的效果和收费高低，这是比较合理之举。在费用方面还应明示医疗保险能支付的数额和患者本人应支付的数额，让患者一目了然、清清楚楚。

四、达芬奇机器人与社会的幸福感

我在本大学入学面试时，听取了学生们有志从事医疗卫生事业的理由。

不少学生都冠冕堂皇地给出标准回答："希望为患者和社会服务，并做出贡献。"

那么，在此谈谈当今社会的状况。再一次以 2016 年风靡一时的 PICO 太郎为例。其右手拿着（伴随人口超高龄化）医疗服务的成本不断提高，左手拿着医疗费项目和支出不断增加，将左右手合并时，医疗卫生事业将面临崩溃（没有社会福利的支持，不可能获得良好的医疗服务）。很多人存在不安的情绪，想同时获得高额的医疗费和优质公平的医疗服务，是比较难以实现的事情。

在美国的日本人患病时，都回到日本进行治疗，其原因是觉得日本的国民医疗保险制度和金额比较可靠、有保障，心里比较踏实。

在经济不景气时，国民医疗费用支出大大超过获得税收的额度。然而，医疗经费每年以兆为单位的速度增加，如何抑制医疗费用增加是紧迫的社会课题。这是当今社会不会有人否定的现实。医疗费用与治疗效果之间的性价比不匹配的医疗现实，使社会公积金崩溃，大家认为这将成为国民医疗保险制度的最大危机。

作为科学技术成果的实用性存在差别，高额的设备购置费与所获得的医疗效果和社会效益之间的性价比如何呢？粒子治疗机的情况如何？达芬奇机器人的状况又如何呢？医疗费用（包括从医疗保险支出的费用＋患者本人支出的费用）与治疗效果之间的性价比又如何呢？此问题的评判，依据怎样的标准？也许受到各种因素干预而无法评价（难以准确评价）。

达芬奇机器人不仅在购买时支付了高额的费用，而且在后来每使用一次都为美国的制造公司带来极其丰厚的收益（包括使用过程的信息）。对制造商来说，这是非常理想的商业模式，涉及达芬奇机器人的任何事情都与制造公司有关联。虽然医院也获得制造公司的各种服务，但是各个方面都与制造公司的利益有关联。

这个达芬奇机器人和它的制造公司一样，给社会（主要是对日本的社会）带来的是上述令人惊讶的状况，它带来怎样的幸福感？我盼望能对此进行充分的论证。

五、达芬奇机器人与牛刀

一言以蔽之，达芬奇机器人只是一台能够进行精细、准确操作的，购置费用很高的机器，是世界上最新款的机器而已。其价格实在太高了，刚才已从多方面谈及此事。

由于是高额成本的设备，以此为话题再深入谈一谈。

"杀鸡焉用牛刀！"这是首当其冲的话题。

用宰牛的大刀去杀一只鸡，以这样夸张的比喻来说明用高成本的医疗设备（达芬奇机器人）大动干戈地去完成普通的手术，是毫无必要的（图6-2）。

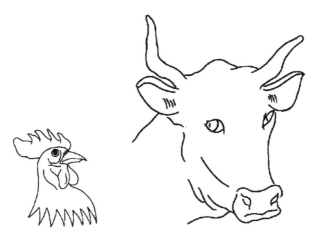

图6-2 是牛还是鸡？

这里所说的"鸡"，是比如什么样的事呢？我的假设如下：

"'鸡'是指摘除泌尿系统中的某个完整器官的手术，包括肾上腺摘除、根治性肾摘除、肾输尿管全摘除等手术。"这样的手术，即使是由经验浅薄的医师做手术者，也能够通过小切口（单孔·无气腹）的手术方法，在不损伤腹膜的情况下，安全地完成，并获得良好的效果。

即使是暂时还不能看成"鸡"的手术（即骨盆腔内器官的手术，但以我本人的手术操作水平来看，大体上也属于"鸡"的范畴），当应用性能良好的器械提高手术的技巧之后，这类手术自然就变成"鸡"的范畴。在泌尿外科领域范围的手术中，缝合的操作，包括输尿管与膀胱吻合的技巧、肾部分切除之后肾实质创面的缝合，以及封闭被切开的肾盏和肾盂的缝合，还有小血管的缝合等，这样水平的缝合，在技巧上并不要求十分精细和准确。

达芬奇机器人的优点和长处在于能够在狭小的手术野中，进行精细而又准确的手术操作。如果认为在泌尿外科领域的手术并不要求达到这样的精确度的话，那么达芬奇机器人的实用价值就十分明确了。

假如这里没有达芬奇机器人，那使用什么手段去完成手术？我想根据当时当地的医院的设备和医师的技术水平（量才任用）去完成。

六、前列腺癌及其手术的未来趋向

在日本癌症的男性患者中，以前列腺癌患者最多，前列腺癌可以说是"男人"最可怕的病。

已经发生转移的前列腺癌的患者，只能选择全身疗法。对于处于静止状态、没有转移的前列腺癌患者来说，有3种治疗手段可供选择，这就是严密观察下的等待、手术和放射治疗。

"对于无转移的前列腺癌患者，无论选择这 3 种治疗方法的哪一种，其疗效的评估，均以 10 年死亡率作为判断的标准，这是不能改变的硬性指标。"这是国际上最权威的医学杂志之一《新英格兰医学杂志（New England Journal of Medicine）》2016 年的结论。

采用"严密观察下的等待"的治疗措施，与另外两种治疗方法不同，其全部功能（包括排尿、勃起和射精功能）均保留原来的状态。这种患者病情进展缓慢，与其他两种疗法比较，处于比较好的状态。因为在选择治疗方法之前，就已经根据 MRI（核磁共振）检查的图像和准确的活体组织检查的病理组织学的结果，将恶性程度高的患者排除在"等待观察"患者之外。到头来，这些排除在外的患者选择局限性前列腺癌治疗（包括手术治疗或放射治疗）时，在控制癌症的进展方面，就难以严格控制了吗？对这些患者保留全部功能（即排尿功能和性功能），是局限性前列腺癌治疗的期待目标，在这方面我们也积极参与（向非手术治疗的方向努力）。

在不久的将来，手术治疗的范围也许以解决以下的问题为焦点：原来是局限性前列腺癌发展为转移癌、治疗后的复发癌或者已是转移癌的前列腺癌。对这样的患者进行手术治疗是今后研究和发展的方向。

当前列腺癌的手术治疗方法改变时，在研发达到这样治疗目的的手术方法方面，我认为达芬奇机器人能派上用场，我将从不同角度进行探讨。

随着时代的发展，疾病研究方向的转变，前列腺癌手术方法的发展方向，也许和肾癌手术方法的改进一样，趋向于局限性切除的改进方向。此时，我回忆起著作《方丈记》的日本人鸭长明（享年 61 岁）。[1]

---

[1] 鸭长明，生于日本源平动乱时代，经历平氏一族的灭亡和古代天皇制的没落，他的代表作《方丈记》是随笔集，流露出对时代变幻无常的感慨。

七、铁人 28 号与铁臂阿童木的比较

在稍为年长人的头脑中，他们认为达芬奇机器人的原型是铁人 28 号[①]。1965 年，铁人 28 号是活跃在小孩子心中的漫画（小人书——译者注）偶像，后来制作成电视动画片，其中心人物是叫正太郎的少年，他使用遥控器远距离控制铁人 28 号。从远距离遥控的角度来看，铁人 28 号和达芬奇机器人的工作原理相同。

想起 Duke Aces 录制的主题歌词 "ある時は正義の味方、あるときは悪魔の手先いいも悪いもリモコン次第（使う人次第……）" 〔"有时在正义的我方，有时掌握在恶魔手中，好事或坏事，均由遥控器轮流控制（实际上是人在控制）……"〕时，达芬奇机器人手术的情景呈现在眼前，发人深省。

另外一个原型是铁臂阿童木[②]，他是个有自我意识的机器人，自身装备有高性能的头脑和能战斗的手。那样的话，与达芬奇机器人原理不同，阿童木与"手术者机器人化"的设计原理相近。

改进型"机器人化手术者"的期望目标如下：将具有非凡能力的机器安装在人的身上（携带式装着型机器人系统 wearable robot system）。类似美国电影中的 Robocop（其形象似变形金刚，但是行动由自身电脑控制——译者注）。

---

① 《铁人 28 号》是横山光辉 1958 年出版的漫画作品，后来于 1959 年制作成广播剧，1960 年后又陆续拍摄了真人特摄版、动画及真人版电影。漫画是一部日本机器人科幻作品，动画版则是日本动画史上的首部巨大机器人动画。改编自作品的 PS2 游戏版于 2004 年 7 月 1 日发售。
② 《铁臂阿童木》（日文原名：铁腕アトム，英文译名：Astroboy 或 Tetsuwan Atom，又被翻译成《原子小金刚》）是日本漫画家手冢治虫创作的一部科幻漫画作品，1952 ～ 1968 年于"光文社"的《少年》漫画杂志连载。该作品讲述了未来 21 世纪的少年机器人阿童木的故事。该作品先后多次被改编为动画，其中 1963 版第一版电视动画是日本第一部电视连续动画，也是中国引进的第一部国外动画。《铁臂阿童木》在 1980 年和 2003 年分别被再次改编为新版动画，并且在 2009 年推出 CG 版电影。

关于高度机器人化手术者的话题，请让我在后面依次叙述。

空を越えて、ラララ星のかなた、ゆくぞ—アトム、ジェットの限り……

（超越辽阔时空，啦……啦……啦……飞向遥远的星球的那边吧！阿童木，乘坐喷射机去……）

当回想起令人心情不能平静的《铁臂阿童木》的主题歌曲时，我也想在不远的将来到达那耀眼的星星。天才的 61 岁的手冢治虫比我年轻 5 岁，但他已参加星际旅行了。

第七章　向"RoboSurgeon"（手术者机器人化）目标发展

～～～～～～～～～～～～～～～～～～～～～～～～

一、"RoboSurgeon"（手术者机器人化）的概念

在切身感受到达芬奇机器人手术向世界普及的潮流时，总想为"手术者高机能化"的事业做点什么工作。真是想象不到，为实现这样理想的人一个接着一个出现在我眼前。便携式穿戴型机器人系统（wearable robot system）的原型逐步形成。

制作此系统的关键是将高性能的器械穿戴在手术者身上，包括三大部分：

头上戴着三维头盔式显示器（三维 head-mounted display），内装与头部动作连动的内腔镜机器人（endoscope manipulation robot，EMARO），在显示器内安装有传感器；

手中把持高性能、灵活的钳子；

手术者坐在半蹲状态的能够行动的椅子。

这就是已经完成的原型模式的三大部分。

我们将"手术者机器人化",即"便携式穿戴型机器人系统（wearable robot system）"命名为"RoboSurgeon"。这种穿戴式的器械在组合方面每一个零部件都能选择，每一个零部件也都可以改进，价格也适宜，性价比高。

东京医科齿科大学认为"高机能化手术者"的事业很有实用价值，因此，以"RoboSurgeon"的名称进行了商标注册（图7-1）。

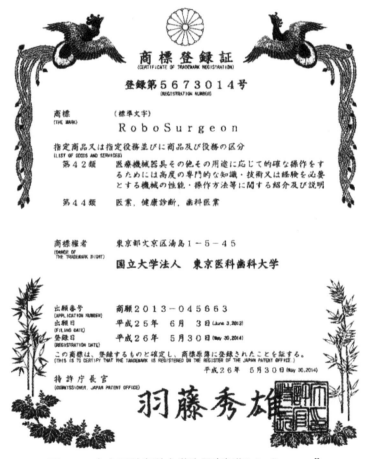

图7-1　东京医科齿科大学注册商标"RoboSurgeon"

二、三维头盔式显示器进入市场

在研发"RoboSurgeon"之前，我已经感到微小切口手术的研发工作难以再向前发展了。

回顾那个时代的手术方法：站在手术台的两旁，共同观察二维平面的显示器。手术者在需要时，可以用肉眼观察术野，硬性的二维内腔镜和粗大的手术器械从单一的小切口进出……

在这种方式的手术进程中，我不断思考能否进一步改进手术的操作，让切口更小一些，操作更简便易行些。这样的念头，在出席国际学术会议时，每当观摩"达芬奇机器人的手术"以后，就变得更加强烈了。

"像达芬奇机器人那样，能否给手术者添加超过人的操作能力的技术？"我冥思苦想，但又找不到新思路。

处在毫无办法的苦思之中，忽然听到索尼公司推出三维携带式头盔显示器，能用来观看立体电影的消息。于是，我的头脑中冒出如下的构思（图7-2）："将这样的三维携带式头盔显示器，与手术用的三维内腔镜连接起来，那不就能够在每一个参加手术的医师眼前获得立体扩大的术野了吗？是否每个均可以获得自己想观察的术野？"

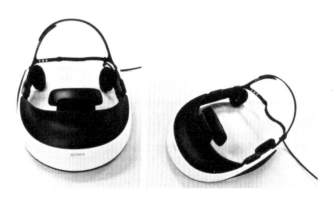

图7-2　看影视图像的三维头盔式显示器（索尼产品）

我马上对此事进一步了解，原来这是"新兴光学仪器制作所"制作的新产品。于是，我打算立即购买这样的三维携带式头盔显示器，然而，这是一种特殊用途的产品（数字化士兵的军用产品），是总理大臣关注的产品，难以采购。恰巧，本大学与索尼公司以前就存在共同研发新产品的体制，因此，与索尼公司的负责人沟通变得容易了。

我希望将三维携带式头盔显示器与三维内腔镜连接起来的事，像从天花板上悬吊下来的蜘蛛丝一样，悬吊在空中又离断不了。这时想起了在 35 岁时自杀身亡的芥川龙之介[①]的著作《くもの糸（蜘蛛的丝）》。

三、三维头盔式显示器与三维内腔镜的连接

当探讨此话题时，我们请索尼公司的负责人中村一真和新兴光学仪器制作所的所长福与恒雄协助将三维显示器与内腔镜连接，但是作为外行人的我，对这方面的技术一窍不通，他们告诉我显示器和内腔镜的信号不同，不能良好地连接。

"此事不能继续下去了！"

和往常一样，我像泄气的气球，心灰意冷。

不过我们在此期间并没有放弃，偶然之中试用外国的变频器进行试验，竟意外获得成功的连接。我听说此事时心情顿时十分兴奋，立即以从日本海沟底部一口气爬上富士山山顶的气概，跑到本大学附近的新兴光学仪器制作所，在所长的办公室内确认了试验的结果。

---

① 芥川龙之介（1892—1927 年），日本小说家。芥川龙之介本姓新原，在他出生后 7 个月，母亲福子发疯，他被送到外婆芥川家，养父芥川道章是东京府的土木课长。芥川家是有相当大的宅邸，延续十几代士族（武士）的大家族，门风高尚，文学、演艺、美术等均是士族子弟的必修科目。这使他日后不但成为一个杰出的作家，而且还是个博学之士。芥川龙之介与森鸥外、夏目漱石被称为 20 世纪前半叶日本文坛上的三巨匠。1927 年 7 月，他由于健康和思想情绪上的原因服毒自杀，享年 35 岁。

"真的成功了。"所长给予确认。

于是，我们拍下纪念照片，照片上显示成功的日期是2011年9月28日。现在，再看当时的照片，记得当时说："我们双方更进一步想办法吧！"并记录了满脸兴奋的我和帮助我、支援我的贵人的笑容（图7-3、图7-4）。2017年6月，无意中在Google检索"head-mounted display surgery 2017"网页时，显示有494万个准备来观摩"头盔式显示器手术"的条目，这样的数目，令我小巧玲珑的心脏吓了一跳，大吃一惊。

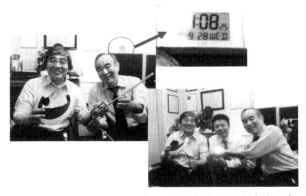

图7-3 三维头盔式显示器与三维内腔镜连接成功的纪念日

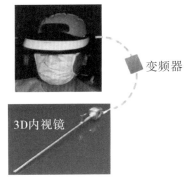

图7-4 三维头盔式显示器与三维内腔镜的连接

四、三维头盔式显示器在手术中的应用

在使用三维头盔式显示器之前，我们用模拟显示器进行试验，被观察的对象（术野）和一个个的连续动作都能够在眼前显示出清晰的立体图像。

"成功了！在手术中使用吧！"

首先，作为临床研究结果应用，必须向大学的伦理委员会申请，获得批准。然后，再向患者充分说明，得到同意。

在手术中，安装三维头盔式显示器后，患者体内的情况形成清晰、放大的立体图像，就像三维电影一样，真实地显示在眼前。

"戴上头盔式显示器之后，望着天花板也能完成手术了。"

真的，即使向上望着天花板，或者看任何地方都能够满意地、无任何障碍地完成手术。以往只能看设在手术台旁边的显示器进行手术，那种不方便的时代，一去不复返了。装配显示器的全体手术人员，可以按自己的意向看向任何地方、任何方向，并且都能看到相同的画面。还有，在手术时，手术者和助手站在手术台的两侧，左右方向完全相反，观看术野的方向也是相反的，但却能在显示器上看到同样的图像，全体人员以共同的方向感进行手术。

通常在向前直看的视线下，在眼前放大的立体图像引导下，进行手术操作。因为这种头盔式显示器能看到视线下方的广阔空间，也能获得肉眼的俯视感，使手术中需要更换器械时，变得更为方便、容易。

总之，能得到放大的立体视野、俯瞰视野、共同视野、多画面诱导图像，手术人员可以自由地看向任何方向，且都能获得同一方向的图像，吸取了腹腔镜手术和开放性手术的各类优点，而且大大地向前发展了（图7-5）。

手术的情景就像照片一样，参加手术的人员热情高涨。

将此技术向国际介绍之后，引起大家的关注。

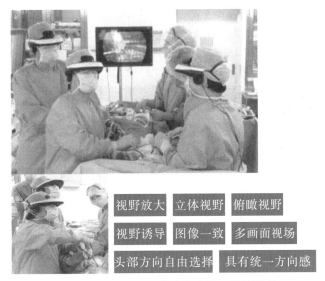

视野放大　立体视野　俯瞰视野

视野诱导　图像一致　多画面视场

头部方向自由选择　具有统一方向感

图 7-5　早期使用三维头盔式显示器的情况

五、制作医疗用的三维头盔式显示器

索尼公司派出的协作人员多次来观摩在手术过程中应用看电影用的三维头盔式显示器的使用情况，而且十分认真地从头到尾观看了手术全过程。

"原来还有这样的使用方法！"他们都异口同声地说。

于是他们决心研制医用的三维显示器。索尼公司的员工为了解决此问题拼命钻研，用我的头作为模型，非常细心地进行了一丝不苟的测量。在尚未肯定我的头型是否合适做模型的情况下，就这样认真地测量，令我担心。

索尼公司的工作人员对普通医生中一些不成熟的意见，不管说什么都能细心听取，甚至对一些无理的提案，索尼公司的工作人员也能笑脸相迎。他们与不懂世故的医师相比，显示出高尚的人格。

精美绝伦的医用三维头盔式显示器终于完工了，真不愧是索尼，此显示器获得了优秀外形设计奖（图7-6至图7-9）。

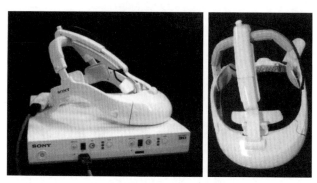

图7-6　医疗用的三维头盔式显示器（索尼产品）荣获优秀外形设计奖

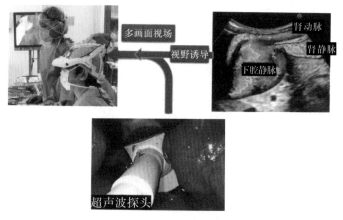

图7-7　多画面视场和图像诱导

本教研室的同事们都争先恐后地戴着这样的显示器参加手术，开始有些人说不太舒服，但是也很快就适应了。有些人怎么样戴都感到不适时，用毛巾做成头巾圈再戴上（图7-10），总之各施其法。

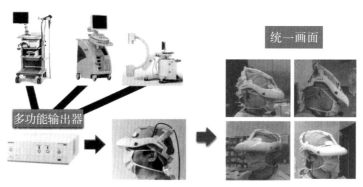

图 7-8　多画面视场和统一画面

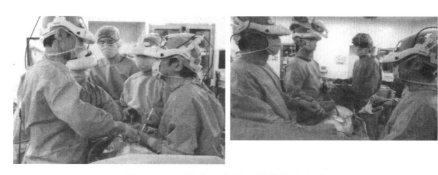

图 7-9　三维头盔式显示器的临床应用

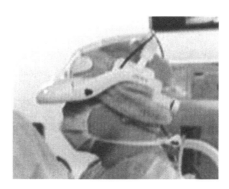

图 7-10　附带毛巾套环的佩戴方法

"这和骑自行车一样，习惯之后，就感觉不到不适了。"我经常这样对他们说。

先洗手，穿手术衣，站到手术台旁边，戴上双层手套。用手将头盔佩戴妥当之后，脱去外层手套。这样的规程，成为参加手术的全体人员的统一动作。戴上显示器之后，不管手术做多长时间都不成问题。头盔显示器滑动偏离时，使用包装手套的无菌纸，将显示器位置修正即可。

此后，索尼公司又制作了 VERSION2 型显示器，此型号减轻了显示器的重量，增加了戴头盔的舒适度。索尼公司在欧洲开始出售此产品（图7-11、图7-12），并得到美国 FDA 的认证。随后索尼公司进一步试制VERSION3 型，此型号重量更轻，图像的清晰度更高。制作此型号时，依然用我的头作为模型，让我更为担心，我的头真的能作为模型吗？

参加制作的索尼公司工作人员态度非常认真，要说存在问题的话，就是使我内心感到抱歉。因为他们非常努力地钻研和认真工作，但是此产品的购买者不多，真是感到非常对不起他们的努力（我只好努力动嘴做产品宣传）。我对做好宣传和普及"微小切口手术"和"高机能化手术者系统"依然感到心有余而力不足。在这样的愧疚心情下，在家庭用品中必然购买和使用索尼的产品，并且期望索尼的股票上涨。此时阅读《日本经济报》，就像期待的一样，股票真的上涨了。

六、在制作三维头盔式显示器过程中，进一步与索尼公司合作

我们大学与索尼公司开展共同研究时，其中最重要的环节之一是从索尼公司派研究人员到本教研室调查和指导工作，这样的形式连年不断（相继有大木、前田、田村、金箱等人）。这样形式的共同研究，对我这类只懂狭小范围医学知识的人来说，具有挑战性，令我如沐春风。索尼公司派来的研究人员都是热心人，工作非常认真，均以开展新研究为乐趣。对于精密的技术，像我们这样的外行人是不可能明白的，这是理所当然的事。但是，在制作技术和思路方面却能彼此沟通，也能凑到一起，这是令人感到开心的事。回想往事时，那种彼此乐融融的情景，依然记忆如新（那时我好像一个小孩）。这样的共同研究，延续至今。

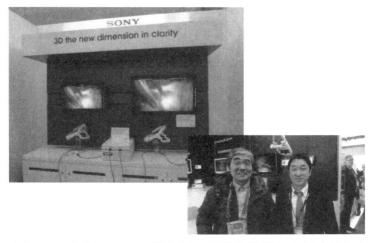

图 7-11　在欧洲泌尿外科学会中展示三维头盔式显示器（上图）及
　　　　　索尼公司的肥后先生（右）和本人（下图）

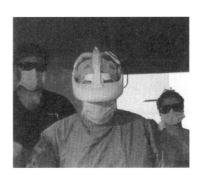

图 7-12　意大利大学附属医院使用
　　　　　三维头盔式显示器情况

本教研室的吉田宗一郎助教与索尼公司的工作人员及新兴光学仪器制作所的福与所长成为非常要好的朋友，决定用心参与此共同研究，共同研发多路转换器，使显示器能同时看到多个画面的图像，只要用手触摸即能显示重点图像，或者选择其他图像。用变频器将二维和三维的光学信息组合起来，在三维的显示器中，也能看到二维的图像，或者将二维图像转换成三维图像，各种各样的功能的开发仍在继续研究中（图7-13、图7-14）。

此时，忽然想起索尼公司一些领导层操心的事。与我经常会面的肥后先生在欧洲努力推销此产品，并在欧洲泌尿外科学会年会时参展。他的工作十分辛苦，我期望他走好运。但这是十分艰难的事情（包括达芬奇机器人，在达到普及应用的程度前也走过了漫长的路程）。

"重量轻、画面清晰的VERSION3型，还可以成为第二代随身听。"

作为外行人，我将继续往下叙述。

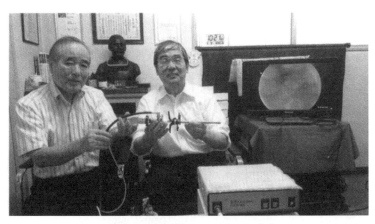

图7-13 二维内腔镜图像能够换成三维图像，在研发二维－三维变频器时与研发者福与所长（新兴光学仪器制作所）的纪念照片

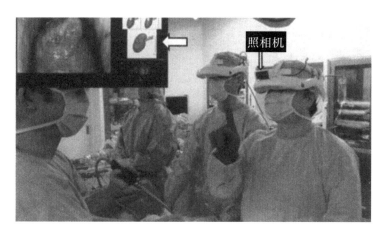

图 7–14 用手指的动作调控和转换画面

七、"RoboSurgeon"的名称得到国际承认

如前所述，我们曾经以"单孔·无气腹手术"的名称得到国际学会的认可和受理。现在，我们想以"RoboSurgeon"的名称，介绍应用"三维头盔式显示器"的手术，向国际学术会议投稿，至于能否得到受理，完全没有把握。

为了确认此事，我正式向两大国际学术会议，即欧洲泌尿外科学会（EAU）和美国泌尿外科学会（AUA），以"RoboSurgeon"的名称投稿。其结果十分满意，几个演讲题目都获得两个学会受理。EAU 演讲录像库收藏了两个录像：机器人化手术者的肾部分切除术（EAU 2013.21）录像、机器人化手术者的肾上腺摘除术（EAU 2013.61）录像，并以单独自由演讲的形式受理（图 7–15），我终于放下心来了。我在国际会议上尽力做好了关于"RoboSurgeon"的演讲，同时，在国际上冠以"RoboSurgeon"和"单孔·无气腹手术"两种名称的演讲及英语论文发表的数量迅速增加。

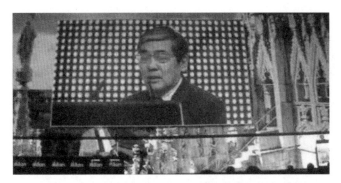

图 7-15 在欧洲泌尿外科学会学术会议上做手术录像演讲时的巨大投影像

在这样的情况下，我受 Springer 出版社委托，执笔出版英语手术书，书名为 *Gasless Single-Port RoboSurgeon Surgery in Urology*（《泌尿科中单孔·无气腹的手术者机器人化的手术》，书中带有"单孔·无气腹"和"手术者机器人化"的标题），于 2015 年出版（图 7-16），至今还继续出售。

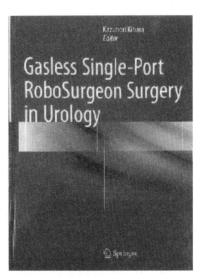

图 7-16 Springer 出版社出版的英文手术书（2015 年）

　　翻越一个高峰的心愿已达成，但是依照我历来的性格，在思考今后的发展时，又产生离自己的目标还相当遥远的心情。

　　人的一生，犹如负重远行，任重而道远，不可急于求成。

　　这是德川家康①的遗训。很多人以此遗训作为人生的座右铭，此遗训也深深地刻在我脑海中。德川家康享年 73 岁，纵观其一生，追寻其足迹，我深切感到他是日本永垂不朽的伟大人物。

八、来访问的日本之外的医师都希望参观"RoboSurgeon"（手术者机器人化）的手术

　　达芬奇机器人已经普及世界各地。不久的将来，会有很多人认为它并非是十分珍贵的机器。这样认识的人比预想的多（在其产地美国也是这样认为的），不仅是来自欧美的医师，而且来自亚洲的医师在访问本大学时也是这样说。但是，像我们这样的"单孔·无气腹·手术者机器人化"的手术技术，在其他国家看不到。所以日本之外的医师都要求，必须让他们观摩之后再回国。欧洲各国、美国、中国、韩国、泰国和澳大利亚等国家的医师和研究人员、教师，在观摩手术之后，都表现出强烈的兴趣，都戴上三维头盔式显示器亲身体验（图 7-17、图 7-18）。现在，当有日本之外的访问学者时，本大学的管理部门都会在日程表中妥善安排他们观摩手术的行程。

---

① 德川家康（1543—1616 年），日本战国三英杰（另外两位是织田信长、丰臣秀吉）之一，是日本历史上杰出的政治家和军事家。

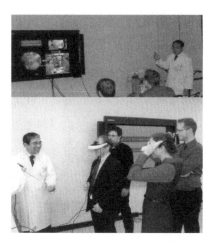

图 7-17 来自德国的专家观摩的情景（研发早期）

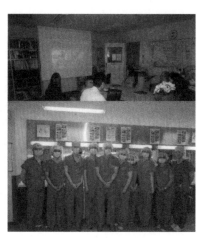

图 7-18 来自澳大利亚的观摩团的纪念照片（2017 年）

以丰田、本田和索尼等公司为首的跨国企业，每年都必须拼命干。其宗旨是"经常研发新产品，这产品必须要与其他企业不同，与其他企业相同的产品是不能幸存的"。本企业新研制的产品，需要在国际上进行评定、给予肯定。但是，因为在研发新产品的过程中常伴有许多苦恼和失败，而引进技术就不存在这样的问题，国际上的评价已经很明确。开发腹腔镜手术和达芬奇机器人手术的人，确实是值得尊重的。

如前所述，当达芬奇机器人变成普通的手术器械时，必须探讨研发新的产品，世界各国都这样认为，并且进行各种尝试。"单孔·无气腹·手术者机器人化"的手术，希望成为其中的一种新产品。最低限度也要达到被日本之外的医师认可其是一种新概念产品，让这些新概念进一步发展，我认为也可以形成有区别的新产品。这和企业一样，从日本诞生的新型手术的梦想，如果不能变成现实的话，那就体现不出日本潜在的科技力量了！

花に嵐のたとえもあるさ，サヨナラだけが人生だ。

（哪怕是被狂风暴雨摧毁的鲜花，也在所不惜，只有再见才是人生。）

即使这是老年的感受，所想的就是这样的事情。翻译这段唐诗名句的作家是井伏鳟二[1]，《山椒鱼》是他的成名之作，活到95岁时，他依然未说再见。

九、三维头盔式显示器迅速地广泛应用，连患者也使用

从这种三维头盔式显示器在手术中应用的情况来看，"它也能在其他方面应用吗？"大家都这样思考。

当患者戴上这样的显示器和医师一起观看肾脏B超的结果时（图7-19），"真是十分清晰明了，了不起！"医院得到这样的好评。

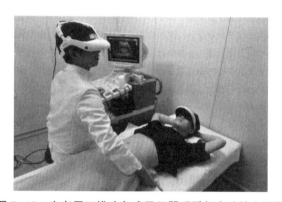

图 7-19　患者用三维头盔式显示器观看超声波检查图像

"这样有真实依据的医疗实践，让患者充分理解，原来医疗过程是这样的。"想到此，我非常兴奋。

让患者和手术者一起观看，在前列腺活检时从前列腺取出组织的情景

---

[1]　井伏鳟二（1898—1993年），日本小说家，本名满寿二，广岛县人。1920年入早稻田大学法文专业。早年受西方现代派文学影响，后来创作描写下层人民生活的作品，显示出现实主义倾向。《山椒鱼》是井伏成名之作，纳入日文高中课本。此文通过写一只住在河边岩洞的娃娃鱼的故事，说明不愿面对自己内心的欲望，不断地压抑自己，不断地"精神胜利法"，催眠自己"知足常乐"的做法。

（图 7-20），以及经尿道切除膀胱肿瘤的样子（图 7-21）。

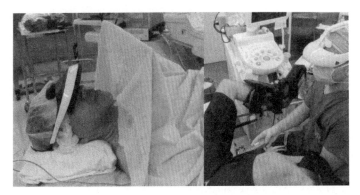

图 7-20　患者用三维头盔式显示器观看自己的前列腺活检情况

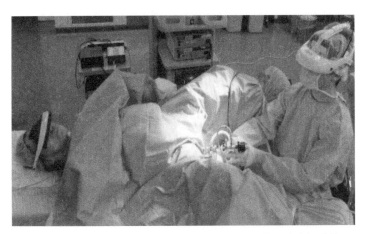

图 7-21　患者用三维头盔式显示器观看自己的膀胱肿瘤切除情况

在门诊部对回肠导管术患者的处理情况，通过三维头盔式显示器让在病房内的医师也能看到。在手术室内，学生和护士也可以戴上显示器一起观摩手术。

确实体验到，除了在手术使用，三维头盔式显示器能以各种形式在医疗上的各种部门进行应用。

十、三维头盔式显示器应用于自然通道的检查和手术

三维头盔式显示器已经应用于经自然通道的检查和手术。

戴上三维头盔显示器之后，使用多画面功能时，经尿道能完成各个不同部位的检查和活检（包括输尿管的检查和活检，以及肾盂的检查和活检），各个部位的图像能同时显示在屏幕上，在不同部位图像的参照下，确保手术和检查的安全性（图 7-22）。理所当然，在此过程中，手术者的头可以随意转动。

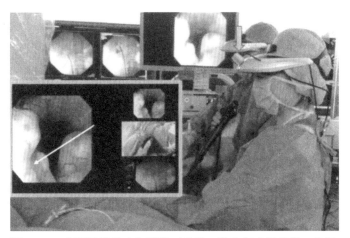

图 7-22　在肾盂镜检查和活检时使用三维头盔式显示器，参照多画面图像和生命镜显示的各种数据的同时进行操作

通常经尿道的内腔镜都是二维的，形成平面视觉。但是，自从研发了二维 – 三维变频器之后（将在后述），可将它变成三维视觉，并且在三维头盔显示器中观看图像。

使用三维头盔式显示器之后，可在三维立体图像指示下施行膀胱肿瘤切除术（图 7-23）。（已走在世界学术界的前面了，大家都高兴起来了）

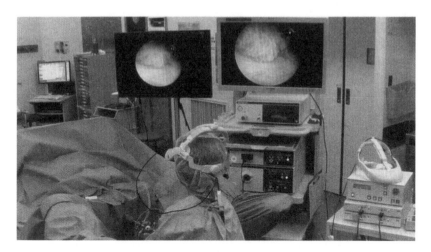

图 7-23　使用二维－三维变频器，在三维头盔式显示器上
的三维图像引导下进行经尿道膀胱肿瘤切除术

这段时间里，会非常兴奋，心情舒畅。这样那样的事都取得成功，向英文杂志投稿，很多文章都给予发表了。深入思考"RoboSurgeon"（手术者机器人化）的问题时，觉得这条路走对了，这是很好的设备。

十一、应用三维头盔式显示器在观察器官内外的同时进行手术

三维头盔式显示器在经尿道手术中成功地应用之后，进一步产生同时从膀胱壁内外进行观察并施行膀胱手术的思路。

本教研室一直坚持对浸润性癌采取保留膀胱疗法的研究。为了保留膀胱，在经尿道切除膀胱肿瘤之后，施行放射线治疗。在这样的治疗基础上，为了避免再复发，进一步将肿瘤原发部位彻底切除。这需要根据病理检查结果进行精细准确的膀胱部分切除。

　　应用三维头盔式显示器，使用多画面功能，同时能看到从经尿道膀胱镜得到的图像和从下腹部的硬币大切口中得到的内腔镜图像。在双重图像指引下能精确地完成膀胱部分切除手术（图 7-24）。藤井清久教授在国际学术会议上发表了相关成果，并被刊载在国际杂志上。

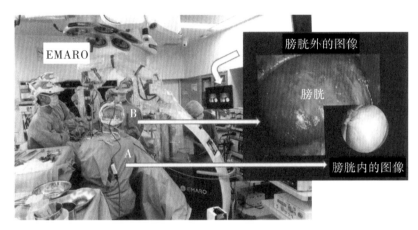

图 7-24　从膀胱内外同时进行手术，两位手术者同时观看 2 个画面
　　　　从膀胱外进行手术的手术者（ A ）看膀胱内的画面作为主画面进行手术，
　　　　从膀胱内进行手术的手术者（ B ）看膀胱外的画面作为主画面进行手术

　　此外，除可对膀胱癌患者施行膀胱部分切除术之外，其他部位的组织和器官也可以使用这样的技术，例如对肾盂癌或输尿管癌患者施行的膀胱转角部的输尿管全切术，以及脐尿管肿瘤、膀胱憩室的切除，不管是何种疾病，均可以应用器官内外同时显示图像来指导精准手术。

　　因为考虑到为了指导精准手术，需要同时使用 2 台内腔镜，而且这样的技术能应用于其他类型的疾病。现在进一步探讨，应用三维头盔式显示器具有显示多画面的功能，改变了历来只使用 1 台内腔镜施行手术的传统观念。

十二、在其他科也广泛应用三维头盔式显示器

泌尿外科使用的三维头盔式显示器，在本大学内的脑外科、脊柱外科、耳鼻喉科、消化内科等科室也广泛应用（现在国际上眼科应用比较盛行）（图7-25 至图7-28）。

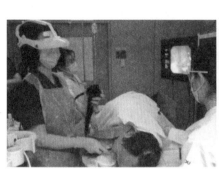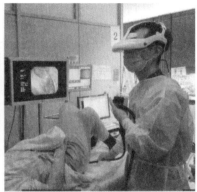

图 7-25　在胃内腔镜（左）和结肠内腔镜（右）检查的应用

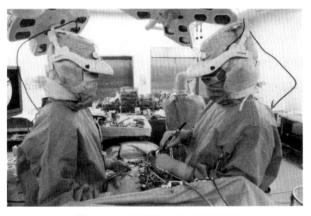

图 7-26　在脊柱外科手术的应用

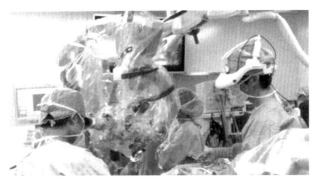

图 7-27　在脑外科手术的应用

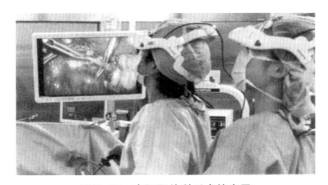

图 7-28　在肝胆外科手术的应用

在琦玉县立癌症中心，影山幸雄科长将三维头盔式显示器与达芬奇机器人并用（图 7-29）。从协同手术的照片来看，未来，高度机能化的手术者与外科机器人共同协作的自动化手术的设想，朦胧地出现在眼前（我是否想得太超前了？）。

达芬奇机器人的落地式控制台，改变成头盔式显示器的样子，小型的外科机器人，从单孔插入，照片中的手术助手显示出一个人操纵机器人的形象（照片中的影像，好像看不到达芬奇机器人的控制台，图 7-30）。现在，头盔式显示器正在探讨通过视线来控制和选择画面的功能，以及添加各种便于实施手术的功能。

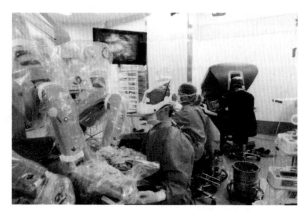

图 7-29   三维头盔式显示器与达芬奇机器人并用

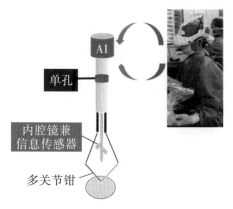

图 7-30   机器人化手术者操纵人工智能外科机器人的想象图

此外，准备将 AR（增强现实技术）和 VR（虚拟现实技术）并用，预测这种多功能眼镜型图像提示系统能实现多功能的进步。

以新的概念作为目标时，就能够制作至今还没有的新事物和技术，当大家都以创新开发技术为目标时，我想就能体会创造成功的喜悦心情。

十三、新兴光学仪器制作所的所长是真正的匠人工程师

新兴光学仪器制作所在制作三维内腔镜方面，可谓是众所周知的知名公司（对世事十分无知的我在感到羞耻的同时，也感到对这个企业十分不了解）。

如前所述，将三维头盔式显示器与三维内腔镜连接起来的创造性发明，他是发明人之一（图 7-31）。

"目前世界上使用的内腔镜大多是二维的内腔镜，如果能将二维的图像转换成三维立体图像，那是多么好的事！"

当我向他提出这样的设想时，他很快就制作出世界上第一台二维－三维的变频器。这样就能够将普及全世界的二维内腔镜图像转变成三维立体图像，能在单孔·无气腹的手术和经尿道手术中使用，使图像接近真实的器官和组织，在这方面他做出了杰出的贡献。

制作出的设备除了能看到三维立体图像，还能在三维的状态下还原旋转图像，这是世界首创的仪器（图 7-32）。在应用于手术时，让参加手术的人员处于任何角度状态下，都能获得正常状态下的三维立体图像。

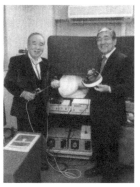 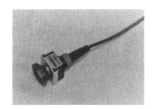

图 7-31　福与恒雄先生与　　图 7-32　三维图像旋转器械
我的纪念照片

这样身怀绝技的人才就在本大学的附近开设了这样一个制作所。世界真是太小了!

就像池井户润笔下的小说《下町火箭》^①的世界。

十四、三维图像向高清晰化改进

单孔·无气腹手术使用三维头盔式显示器时,手术变得非常方便,但是,这并非必不可少的设备。一般情况下,使用普通型的三维显示器或者普通型二维显示器,习惯之后也可以完成手术(如果有 2 台显示器更为方便)。

在显示图像方面,达芬奇机器人也好,三维头盔式显示器也好,都是 1K 解像度(已达到极细了)的显示器,要达到 2K 以上的解像度有一定的难度。但是,最近,普通型医疗用三维内腔镜与 4K 解像度的液晶显示器(索尼)匹配的配置已经使用。实际中应用在单孔·无气腹手术时,可以得到十分清晰的三维图像。

高清晰度图像技术在迅速发展,现在可能已在生产三维的 8K 以上解像度的显示器了。在三维头盔式显示器方面,也在试制更高清晰度图像的显示器。

在单孔·无气腹手术中,如果要求图像在高清晰的情况下,使用普通型医疗用的三维内腔镜对 4K 液晶显示器的配置,就是最佳的选择。

"高机能化手术者系统"的结构,与达芬奇机器人不同,达芬奇机器人是将全部零件组装成一个整体,而高机能化手术者的研发和改进的思路,其理念是由极为灵活、可变形的各个部分组合而成。

---

① 池井户润是日本小说家。2011年,小说《下町火箭》获得第145回直木三十五奖。下町是指靠近河边、海边的低洼地,通常是工商业者的居住地,在东京是指港区、台东区、江东区、江户川区和中央区等地。

十五、头部的动作控制内腔镜操作的机器人

从事研发"用头部的动作控制内腔镜操作的机器人"的人近在咫尺。我们与东京工业大学之间虽然在研发道路方面有所不同，但是在实现"高机能化手术者"的理念方面的人才层出不穷。

在东京工业大学和东京医科齿科大学中，有十分活跃、大刀阔斧作风的专家，他们是东京医科齿科大学的川岛健嗣教授和东京工业大学的只野耕太郎教授，他们组成了研究开发小组，正在研发利用空气压力驱动、安全地控制内腔镜操作的机器人，我们只在旁边帮了点小忙而已。

他们研发的机器人，在实际手术使用过程中，出现各种各样的问题，处于不断改进的状态。我们所能提供的帮助，微乎其微。

开始时将这种显示器称为气动显示器（aerovision，图7-33），经过改进后改称为控制内腔镜的机器人（endoscope manipulator robot，EMARO），已在市场上出售（2015年）。这是世界上最早的空气压力驱动控制内腔镜的机器人。在三维头盔式显示器上，由于内装陀螺仪，与脚踏开关的动作联动，使内腔镜能够顺利地转向（图7-34、图7-35），图像无手振动的感觉。这种调控的功能，在单孔·无气腹手术中，能有多少效果，这个问题正在探讨，如果恰当选择使用范围，会有一定作用（尚存进一步改进的问题）。

不管怎样，戴上三维头盔式显示器，利用头部动作操纵内腔镜的方向时，我感到在迈向"高机能化手术者"的目标的进程中，又向前跨出了一步。

十六、手动的高自由度的钳子

达芬奇机器人的两大特点：能获得放大的立体视野和使用多关节钳

子。三维头盔式显示器，如果稍加改进就能得到三维立体放大的视野。此问题解决之后，开发"RoboSurgeon"的研究焦点将转移到研发高自由度的钳子上。

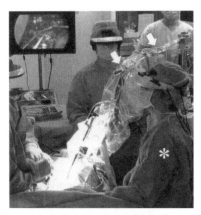

图 7-33　早期的内腔镜操作机器人：气动控制系统（箭头）和我（＊）

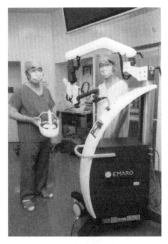

图 7-34　川岛健嗣教授（右）和EMARO 以及我与头盔式显示器

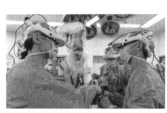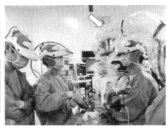

图 7-35　EMARO（箭头）在手术中应用

这个问题在世界各地正在进行各种各样的研究。前面所说的川岛教授的研究小组，正在研发能像蛇一样动作的钳子。最近美国的 FlexDex Surgical Inc . 研发的钳子具有非常优良的自由度和灵活性（2017 年在微创学会中展示）。

因为这个钳子用手把持，不像达芬奇机器人的钳子由机器操作，所以手术者能拥有触摸到人体不同组织和器官的手感。

"在实际操作中，无须全部使用装配在达芬奇机器人的高自由度多关节钳的全部功能。"这是本教研室的成员影山幸雄先生（琦玉县立癌症中心）的意见。在泌尿外科手术中，钳子的活动性能只需要适度就能满足手术的需要。

戴上三维头盔式显示器，用头部的动作控制内腔镜的方向和位置，手中把持高度灵活的钳子，我感觉到在迈向"RoboSurgeon"的目标的进程中，向前迈出第二步了。

在欧洲，这方面的研发又有了新进展，就是安装在手指上的器械能通过手指的动作控制放置在体内的器械的工作（将在后述）。如果将此设计实施时，这样向"高机能化手术者"的目标就迈出第三步了。

十七、安装在下肢的能步行的椅子

实现"RoboSurgeon"的关键，是要求器械"携带式安装在自己身上"。目前，安装在下肢的手术器械是没有的，此问题经过了长时间的思考。2016年了解到一种这样的装置，名为"能走动的椅子"。此名很时尚，而且非常易懂。谁发明的？经过调查后，那么凑巧，原来就是在研发水中内腔镜手术的五十岚辰男先生（中心主任）的工作室内的老师们（千叶大学尖端医学工程中心的川平洋先生和中村亮先生，图7-36）。世界真是太小了，我们立即向五十岚先生请求帮助，川平洋先生自己一个人拿着一张最新款的"能走动的椅子"到我们病房，并向我们做详细说明：先安装一侧下肢，接着两下肢都装上。确实能走动，人处于半蹲状态，十分稳定。外形款式也十分时髦，近期就有出售，这真是期盼已久的事。

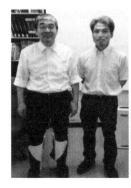
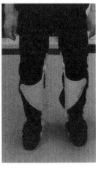
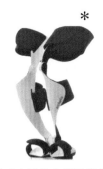

图7-36 安装能行走的椅子(＊)的我和川平洋先生(右)(图片由川平洋先生提供)

川平洋先生本身是外科医师,根据手术现场思考,为站立的工作人员着想的研究是他更为广阔的梦想。调出川平先生的网页,从首页的信息中能搜索出全部资料。

川平洋先生在病房的演讲内容如下:"这虽然是科技含量低的产品,但是解决了外科医师的烦恼,这就像哥伦布能使鸡蛋竖立起来的故事那样,这是谁都能办到的事,但是能首先办到也是不容易的事。本人只是从现实需求出发,经过深入思考,根据自己的能力,意外地找到自己应该做的事,不盲目去追求流行(主流)的事物,创新的思维是无边际的。"

在病房演讲中提到的"科技含量低的产品"勾起我们的回忆,微小切口手术早期开发之初,也是从科技含量低的器械开始的,非常怀念既往的岁月。总的来说,梦想总是美好的。

多次采纳各种部件构成的携带式新器械是"机器人化外科手术者"的

新概念,这是各研发者的连续梦想,是向穿戴在身上的目标迈进的心愿。（这是令人陶醉的话）

达芬奇机器人具有能坐着进行手术的优点，也许手术时会觉得十分轻松。但是，本大学的教员增田均先生（现在在癌症研究有明医院工作）说："坐着进行手术增加腰部的负担，熟练地操作达芬奇机器人进行手术的关键是两手向胁部收缩，才能稳定地进行手指的操作，这样容易产生疲劳。背部肌肉收缩像猫背那样，胁部收紧时手腕不能灵活回旋。为此我手术结束之后，需要进行躯干体操的锻炼。"

最近，以欧美为中心的国际也有这样的说法："长时间坐着工作对健康不利，和吸烟一样有害健康。"附带指出日本人是坐着的时间最多。使用能走动的椅子，并且安装在下肢，避免长时间采用坐位，这件事成为新的关注点（将来是否能在下肢安装按摩器？）。

戴上三维头盔式显示器，用头部的动作操纵内腔镜，手持高度灵活的钳子，手指上安装器械，下肢安装能走动的椅子，我感觉迈进了真正的"机器人化手术者"的第四步。

十八、显露术野的机器人创钩

关于"RoboSurgeon"的研发事业，至今为止，只剩下如何显露术野的问题了。在手术的实际工作中，虽然暴露术野的步骤通常由第一助手完成，但是在"单孔·无气腹手术"时，这是最重要的事（应由手术者亲自做切口和暴露术野，第一助手做维持术野的工作比较合理）。目前，在维持术野的暴露方面，均采用金属创钩，如 PLES 钩（直角细腰型）、万能牵开器和外科钩（surgical arm）等。

在制作术野和维持术野的暴露方面，导入机器人技术，是目前研发工作遗留的问题。根据日本制作机器人的技术，完成此事应该没有多大的困难。

以前，在开放手术的年代，用手来制作和暴露术野，故称为手钩。因为手指十分灵活细致，手指的功能由多关节形成，这是十分理想的工具。我们在演讲会上提出了制作手指形状的机器人（图7-37）设想，简而言之，这就是复活的手钩。

未来，也许能实现将伸入体内的小型手指型机器人实用化，此机器人与手术者的手指连动，确保术野的暴露。

再进一步考虑用人脑活动产生的生物电信号来操作机械手的动作。这些没有手腕的机械手，彼此之间的连接安装在机械腕中，根据头脑思考的信号做各种动作，或相互之间握手等，这是未来的设想。

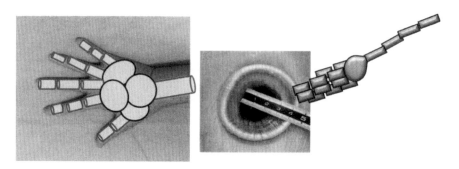

图7-37　手指型机器人模型（至今只用于演讲）
（图片来源：http：//science.howstuffworks.com/prosthetic-limb5.htm）

机器人按照手术者思路制作术野的日子也许已经为期不远了。当说起这些似乎是梦幻般的话时，世界名曲《假如梦中遇到你》在我脑中响起来。

十九、穿戴型机器人的研发在欧洲的发展

欧洲泌尿外科学会的首页（2017 年 3 月 15 日）刊载了为低侵袭手术研发的穿戴式机器人系统（wearable robotic system）的大事记。

这是得到欧盟财政支持的开发项目，主要由三个部分构成：

第一部分：安装在手术者手指上，由手指驱动，具有触觉且能控制体内机器人的系统；

第二部分：体内机器人系统；

第三部分：多功能高清晰眼镜型系统。

这和"RoboSurgeon"的概念非常相似，第三部分与三维头盔式显示器（索尼产品）差不多，与美国的达芬奇机器人不同，让我们感受到在研发穿戴式机器人和改革机器人的手术方面欧洲人的意向（图 7–38）。

既然，"RoboSurgeon"已经先走一步了，真心希望不要被超越……

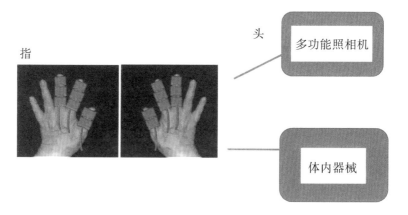

图 7–38　穿戴式机器人系统中安装在手指上的器械（欧洲正在研发）

第八章 形形色色的梦想

一、水中内腔镜手术

"'无气腹·单孔手术'研发的最终目标的模式是以经尿道手术作为参照。"

虽然这是任性说出来的话，但是，如前面所述，从假想的尿道到达假想的膀胱之间的介质是空气，不是水。我尚未做出更进一步的设想。

然而，空气也好，CO_2气体也好，对人体内来说，都是非天然的物质。从这点考虑，使用生理盐水作为介质施行内腔镜手术成为研究和改进的目标。研究此事的人就在身旁（原先并不知道），就是我的挚友五十岚辰男先生（千叶大学尖端医学工程学中心）。其理念认为：这样的手术更接近生理状态，而且在水的压力下，能够抑制术野的出血。

经尿道手术时，确实使用水或者生理盐水作为介质，但是，在低侵袭手术时，将作为介质的CO_2气体改为使用生理盐水，这样的理念就像哥伦

布竖立鸡蛋的典故 ① 一样，都是大家会想到，又能做到的事，却没有去做。

在手术出血时，术野会变得不清楚，影响手术的进程，这是必须克服的困难。我们原来打算对这个问题做进一步的研究，却听说此事通过新的图像处理技术已经解决了。在水中内腔镜手术国际学术会议上，作为会长的五十岚先生却让我做"无气腹·单孔手术"的演讲。

追忆在梦中，用收音机调整波段，立即收听到哥伦布的讲话，感到很愉快。

二、"维持体内微小环境"将成为未来体内手术操作的目标

在考虑低侵袭手术时，在头脑中很容易简单化，只考虑如何减少皮肤和身体壁层的损伤。但是，如何减少对体内的损伤的事更为优先、更为重要，这是毋庸置疑的事。在内腔镜的手术中，因为能看到放大的清晰的活体图像（今后将进一步放大图像，并让它更清晰），所以在实施低侵袭手术时，引入"维持体内微小环境"的概念，成为我新的目标追求。

这概念的具体要求如下："对血管的保护达到毛细血管的水平，能准确判断组织的微小分界面。在这样的界面中，溶解结缔组织，对手术器官

---

① 1492 年，哥伦布发现了新大陆，因此成了西班牙人民心目中的英雄。国王和王后也把他当作上宾，封他为海军上将。可是有些贵族瞧不起他，说："哼，这有什么稀罕？只要坐船出海，谁都会到那块陆地的。"在又一次宴会上，哥伦布又听见类似的讥讽，沉默了好一会儿，忽然从盘子里拿起了一个带壳的鸡蛋，站了起来，提出一个古怪的问题："女士们、先生们，谁能把这个鸡蛋竖起来？"鸡蛋从这个人手上传到那个人手上，大家都把鸡蛋扶直了，可是一放手，鸡蛋立刻倒了。最后，鸡蛋回到哥伦布手上，他不慌不忙，把鸡蛋的一头在桌上轻轻一敲，敲破了一点儿壳，鸡蛋就稳稳地直立在桌子上了。"这有什么稀罕？"宾客们又讥笑起哥伦布来了。"本来就没有什么可稀罕的，"哥伦布说，"可是你们为什么做不到呢？"宾客们强词夺理："鸡蛋都破了，那算什么呢？"哥伦布却继续保持不以为然的态度："我在刚开始定条件时，曾有说过不允许把鸡蛋敲破？我能想到你们想不到的，这就是我胜过你们的地方。"宾客们一时哑口无言。

文中作者一而再，再而三地引用哥伦布竖立鸡蛋的典故，说明在研发创新性手术过程中，也曾遇到类似的讥讽和轻视。——译者注

进行解剖剥离。"川岛清隆先生（栃木癌症中心泌尿外科）在前列腺全切除手术中将此概念具体化，努力实施，正确理解结缔组织界面，力图完美地进行，手术技巧达到炉火纯青的境界（图 8-1、图 8-2）。

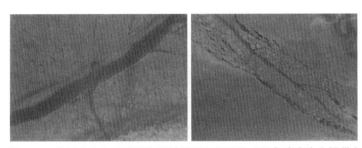

图 8-1　在手术中内腔镜观察到的超微组织结构（川岛清隆先生提供）
观察到血管内红细胞在流动

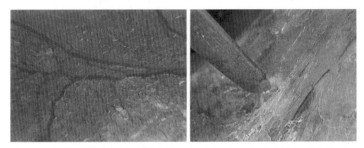

图 8-2　观察到脂肪组织中行走的毛细血管以及血管内流动的红细胞，
切断溶解状态的结缔组织

手术中，要显示出红细胞在毛细血管内流动，并看到结缔组织纤维微微颤动的图像，川岛先生提出次世代手术操作的概念。

"由于使用气体加压，这样的微小结构和组织境界不容易辨认。"也有这样的论点。

将来，"无气腹·单孔手术"方向、"RoboSurgeon"的手术模式，能够施行"维持体内微小环境"的操作。我持着这样的概念。正如多次提到的那样，在稍纵即逝的人生中，拥有梦想是能够取胜的。

三、思考、接近和了解人工智能技术

我在梦中看到 AI（人工智能）外科手术机器人进行无气腹·单孔手术。其实在此梦之前，我就想接近和稍微了解人工智能技术（即使是很肤浅的知识也好）。

现在，人工智能技术不仅在国际象棋、围棋和扑克等项目战胜人类，还被用来写小说、新闻记事。在医疗方面，已经应用在诊断疾病和治疗方法的选择上。

我们教研室和东京工业大学熊泽逸夫（未来产业技术研究所教授）已经开始应用人工智能技术来解析各种各样泌尿外科肿瘤图像（包括 CT 和 MRI 等）。在本教研室中，由于有石冈淳一郎讲师那样比较详细了解人工智能技术的人才，因此与东京工业大学彼此之间能顺利沟通，相互理解地进行共同研究。在这方面，我也想成为一名"站在庙门前无师自通，念经的小和尚"。

从现在开始，可以说人工智能技术将会推动医疗技术的革命。现在恰好处于研发的浪潮之中，因此，我一直把它放在心上。AI 外科手术机器人已经进入到动物实验阶段了，自动驾驶汽车都能在普通街道上行驶了，将此技术应用于临床也未尝不可吧！人工智能技术能够实时解析活体各种各样的图像，与此同时实施手术操作，这是理所当然的事。

也有人说，人工智能与医疗事业的从业者之间竞赛的时代已经到来。和农业革命一样，在人工智能革命中，医师本人的幸福感会发生怎样的变化呢？朋友们，你们是否意识到它的来临，并将此事放在心上呢？这是值得考察的事。

不管今后如何，我最大的心愿是在到达彼岸（死亡）之前，能够亲眼看到 AI 外科手术机器人与单孔·无气腹·手术者机器人化的协同手术（或

者是近似的手术）。

四、同时掌握"单孔·无气腹·手术者机器人化"和"达芬奇机器人"手术的设想

现在，在本教研室以及与我们有协作关系的医院（藤井靖久教授主持）中，同时掌握"单孔·无气腹·手术者机器人化"和"达芬奇机器人"手术的事业正在进行中。四所协作医院都已经引进达芬奇手术机器人。本大学外科领域的各科室都要求在 2017 年引进，此事已决定。两种手术技术同时引进会有以下的优点，在叙述时，其篇幅恐怕要稍长一些。

首先：

1. 尖端的无气腹手术和尖端的有气腹手术都能掌握时，技术的覆盖面变得更广泛，在此基础上能应对各种各样的紧急事态；

2. 能亲身体验穿戴型（近距离操作）机器人手术和远距离操纵型机器人的手术；

3. 能够了解两种手术的优点和缺点，进行比较，从而向国际提出一些新的真知灼见；

4. 在把握两种手术的特长之后，能够改进各自存在的问题，萌发创造新手术方法的思路。

例如采用两种手术方法，施行从下腹部单孔进行后腹腔入路的手术，同时考虑施行耻骨后式无气腹/有气腹·单孔·机器人手术（经会阴单孔·机器人手术，在美国泌尿外科学会 2017 年会中已发表）。

其次，从单孔·无气腹手术的角度来看：

1. 在既往有腹部手术的患者中，应该考虑腹腔内有明显的粘连，不宜在腹腔内施行手术，单孔·无气腹手术是最佳的选择；

2. 对存在呼吸系统疾病或循环系统疾病的患者中，施行有气腹的手术，存在很高风险，单孔·无气腹手术是最佳的选择；

3. 存在达芬奇机器人手术禁忌证：绿内障、假性腹主动脉瘤、呼吸功能障碍的患者，单孔·无气腹手术是最佳的选择；

4. 在必须施行传统的开放手术时，应用单孔·无气腹手术技巧，能避免过度切开；

5. 在难以估计的手术紧急事态发生时，可以及时改变气腹手术（改用单孔·无气腹手术）；

6. 单孔·无气腹·手术者机器人化的手术和达芬奇机器人手术都齐备，面向国内外服务，能提高医院的声誉（都立驹迁医院肾泌尿外科的主页就是一个例子）；

7. 廉价、良好的低侵袭（单孔·无气腹手术）手术，是今后应对各种各样的经济状况的保证；

8. 机器人化的外科手术系统，也能在腹腔镜手术中使用。

最后，从达芬奇手术机器人的角度来看：

毋庸置疑，达芬奇手术机器人，在必须施行精准手术时，它是最佳的选择。此外，根据达芬奇手术机器人的改进情况，它能够很快转向自动化手术。

以上从各个方面阐明了两种手术的情况。各方面的优点都已罗列出来，摆在眼前（这里忘了达芬奇手术机器人的价格非常高）。面向未来，面向海外显示出其魅力和实力。

腹腔镜手术、达芬奇机器人手术，加上单孔·无气腹手术（手术者机器人化的手术）一起选择应用，是患者和社会的期望，也是我的期望。

五、开发"微创小切口手术"过程中遇到的贵人们

在深夜里，正在写稿时，想起在开发"微创小切口手术"过程中，遇到的院外各路贵人们。他们在头脑中间歇地、一个接一个地浮现出来。

是夜（2017年3月11日），首先浮现出来的是影山幸雄先生（琦玉县立癌症中心）和长井辰哉先生（丰桥市民医院）。

影山先生熟练地掌握了微创小切口手术和达芬奇机器人手术，他具有深厚的解剖学基础知识，是一位经验丰富和技术高超的外科医师。利用他的经验，他在琦玉县正在共同研发具有多种功能、价格低廉、简单易于操作的多关节钳，他设计的钳子的形状一直浮现在我的脑海中。琦玉县有许多技术优良的公司，我相信此研发工作一定会取得成功。

长井先生善于开动脑筋，研究各种手术技巧，不断地改进手术方法，是技术熟练的外科医生，在硬币大切口中，经脐部到后腹腔手术和利用气压处理前列腺背侧静脉丛等方面具有扎实的基础和丰富的经验，在发表演讲时的鲜明形象给我留下了深刻的印象。回顾手术技巧时，在肾部分切除方面，津岛知靖先生（冈山医疗中心）应用超声波凝固的设备，上平修先生（小牧市民医院）以及成岛雅博先生（名铁医院）的独特肾实质处理方法令人难忘。

还有，五十岚辰男先生的水中内腔镜手术、川岛清隆先生优美的前列腺全摘除术均给我留下深刻印象。

令人难忘的近藤恒德先生（东京女子医科大学）的特写镜头，依然出现在眼前，他以优秀的达芬奇机器人手术、腹腔镜手术的技术应用于提高微创小切口手术的技巧，成为最大的亮点。

转眼之间，我脑海中浮现出去年（2016年）微创小切口学会的会场情景。从本间之夫先生（东京大学）、鸢巢贤一先生（都立驹迁病院）、森田辰男先生（自治医科大学）、小川良雄先生（昭和大学）、浅野友彦先生（防卫医科大学）开始，各位主持会议的先生的英姿历历在目。还有，在讲坛上古贺文隆先生（都立驹迂医院）发表成绩优秀的"单孔·无气腹手术"的演讲时的英姿也浮现在眼前。曾我伦久人先生（爱知县癌症中心）每次稳重的讲演，掌握3种低侵袭手术的增田均先生（癌症研究有明病院）对3种手术进行比较的铿锵有力的声音，与此同时，加藤晴朗先生（长野市民医院）发出让地板都震动的直击核心问题的质疑声音，依然能听到。

影山先生、增田先生、古贺先生虽然是本大学以外的医师，却是本教研室的挚友。他们毫无次序地、时隐时现地浮现在我脑海中。于是，这一晚我有一种毫无孤独的感觉。

第九章 "内腔镜下小切口手术"纳入医疗保险范畴

　　新的手术方法能否在临床上应用和推广，取决于其是否纳入医疗保险的范畴。众所周知，如果不能纳入医疗保险的范畴，住院费用，包括手术费在内的全部费用均由患者负担。

　　在研发"内腔镜下小切口手术"之初，使用内腔镜的微小切口手术属于没有纳入医疗保险的新手术方法。这样的状况如何是好呢？我心中十分烦恼。那时候手术的研发和改进只是从技术层面考虑，医疗保险这样的社会问题，突然摆到眼前，让我们去思考。

　　不懂世事的我，只有研发手术的愿望，在保险问题上怎样做才成呢？我产生了危机感。那时，负责审批泌尿外科医疗保险项目的负责人是吉田英机先生（昭和大学的名誉教授），他是深得厚生劳动省信赖的人，对我研发的项目处于这样的状态实在看不过眼，决定给予支持。吉田先生是使"内腔镜下小切口手术"在尚未取得先进医疗技术认可之前，就按先进医疗技术纳入医疗保险的大恩人，对此，我一直铭记在心，深切感谢。在手术技术的研发问题上，我像小孩子那样一股劲沉迷于研发手术的技术工作，却得到像长辈一般心情的理解、同情和支持。我向吉田先生的教研室中的富士幸藏先生（昭和大学的准教授）提出很多各种各样幼稚的问题，他亲自给予解答的情景历历在目。

为了普及"内腔镜下小切口手术"，2003 年 1 月在本大学召开小切口内腔镜下泌尿外科手术研讨会。同年 11 月，第一届微小切口内腔镜下泌尿外科手术研讨会在一桥讲堂召开，当日下雨，参加人员是否出席呢？心中不安的心情一直记得。

在获取医疗保险的地位问题上，想努力争取，当时以"先进医疗制度"的形式提出申请。很幸运地，"内腔镜下小切口手术"于 2006 年被确认为先进医疗项目，研制的手术器械在市面上大批量出售，也起到很大的作用。我们以"微小切口内腔镜下手术"的名称申请，下达的认定名称为"内腔镜下小切口手术"（图 9–1）。

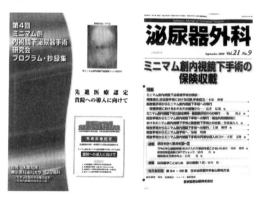

图 9–1 "内腔镜下小切口手术"鉴定为先进医疗技术（2006 年）（左）和"腹腔镜下小切口手术"列入医疗保险范围的报道

所谓"先进医疗技术"的内涵，简而言之，就是手术费由患者自己负担，其他住院费、药物费等由医疗保险支付，其实质是自己支付和保险共同支付的一种模式。此手术研发宗旨之一就是避免高额的医疗费支出，因此，决定患者要自己承担 64500 元日元（人民币约 4000 元）的手术费。先进医疗技术评审委员会也提出这样的征询意见：这样低的收费可以吗？

内腔镜下小切口手术被确定为"先进医疗技术"，纳入医疗保险的范畴之后，今后的工作就能得到一定程度的保障，我终于松了一口气，安下心来了。但是，又听说"以'先进医疗技术'的处理方法，归根到底是保险医疗制度中的候补形式，如果一直以这样的形式存在，也许过一段时间之后就会被注销"。听到这样的话，我感到震惊。

为了让"腹腔镜下小切口手术"正式纳入医疗保险范畴，必须开展社会宣传活动和呼吁。为此，着手收集本手术推广应用的情况，创立学会，出版学会杂志等工作。在这方面我得到各方面的大力支持，在此，致以深深的感谢！2008 年该手术终于正式纳入医疗保险范围，其项目定名为"腹腔镜下小切口手术"，并注明这是有别于传统开放手术的新医保项目（图9-1）。

学会（NPO 法人日本微创泌尿器内视镜外科学会，简称微创学会）于2008 年正式成立，同时，学会杂志（ISSN-4565）也得到创刊。从此，我成为微创学会的会员，在参加学会的活动时，都是亲密无间的志同道合的挚友，大家精神都振奋起来（图9-2、图9-3）。

这项手术纳入医疗保险之后，就能安心下来了。这为我们潜心去研究、提高和探讨"微小切口手术"创造了良好的外部环境，这样喜悦的心情，难以用文字表达。在社会中，人们为了减少人间的痛苦而集结在一起，这可能是上天的保佑吧！

由于自己的社会阅历不成熟的缘故，才会造成如上所述的情况，到处碰壁，跌倒了又爬起来，继续前进。到了现在的年纪了，回顾当年的情景，能获得不同寻常的人生体验，感慨无限！

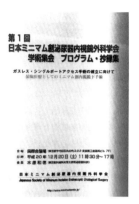

图 9-2　第一届日本小切口泌尿科内腔镜外科学术会议论文集

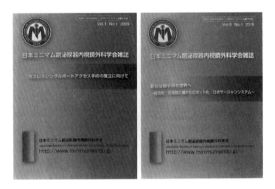

图 9-3　学会杂志的创刊号（2009 年，左）、2016 年号（右，每年两期）

第十章 手术发展历史的愿望与现实的回顾

~~~~~~~~~~~~~~~~~~~~~~~~~~~~~~~~~~~~~~

手术是对身体有伤害的治疗手段，如果自己成为患者，会尽可能避免接受这样的治疗方法。在探索手术发展的全部历史时，人的愿望与现实之间就像锁链一样一环扣一环地联系在一起。

19 世纪以前，推算当时的手术死亡率在 80% 左右，那时最大的愿望就是经历手术而不死。19 世纪以后为了避免手术时的疼痛，产生了麻醉术；为了避免手术切口的感染，形成了消毒法；针对术中的出血，使用了输血和输液疗法。在这基础上，实现了能完成大切口大手术的进步。

接下来的愿望就是将大切口缩小。这样低侵袭手术应运而生。进一步的期望是在任何情况下都不发生手术意外。这就实现了应用现代的科学技术，与排除手术的危险性的手术方法相结合的现状。（在我的范围内）

在后腹腔的手术领域，这个愿望基本实现了，就是前面所述的"单孔·无气腹，不损伤腹膜，让手术者机器人化，人工智能自动化手术"，这是我的愿望和设计吧！能否实现、正确与否，这要到将来回顾时，才能得出正确的答案。

在设想的同时，感到时间过得很快，已进入高龄了，由此产生了紧迫感，这并非是一件坏事。在我退休时，东京医科齿科大学的校刊《茶水医学杂志》的封面，刊载了我的愿望和设想，让我感到人间的温情和互助合作精神，这也是对我毕生工作的肯定（图 10-1）。

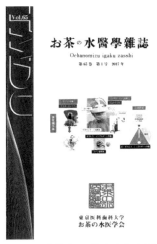

图 10-1　《茶水医学杂志》封面刊载

一个接一个地提出假说，即使是枯木也能以某种形式存在于世上，我希望它能成为推动社会发展的动力（这样的希望公布于众也并不可怕）。这是接连不断的"假想劝告者"的期待。（福泽谕吉①，享年 66 岁，去世时恐怕是我现在的年龄）

这是最后的事项了，朋友们！也许我的下场会和听表演技巧不佳的"义

___

① 福泽谕吉（1835—1901 年），大阪人，日本近代著名的启蒙思想家，明治时期杰出的教育家，日本著名私立大学庆应义塾大学的创立者。他毕生从事著述和教育活动，形成了富有启蒙意义的教育思想，对传播西方资本主义文明，对日本资本主义的发展起了巨大的推动作用，因而被日本称为"日本近代教育之父""明治时期教育的伟大功臣"。为了纪念他的功绩，以他头像印在日币中最大面值的 1 万元钞票上。

太夫"表演的落语（日本单口相声——译者注）《寝床》那样，是以悲剧
形式结束。但是，无论如何也要想尽办法，最后表现出良好的形象。

包含手术方法在内的医疗技术的研发过程中，在愿望与现实之间，就
像没完没了的锁链一样。研究者在完成一个目标之后，又接着去攀登另一
个更高的目标，这就像是"お遍路さん"①的风格。日本喜剧片《寅次郎的
故事》的表演者——渥美清②，虽然因为肺结核切除了一侧肺，但是他依
然生机勃勃，以"风天"的笔名不断地写作俳句。他是一位业余诗人，但
其风格十分精彩。在俳句的最经典《彩图说·日本大岁记》③中，收载着下
面的诗句：

お遍路が　一列に行く　虹の中

（大意：漫漫巡拜路，途中一列行，彩虹浮空中）

一个接一个的医疗技术的研发过程，就像行走在彩虹中。

---

① "お遍路さん"是巡礼者、朝拜的人的意思，包括一个接一个地到各个名胜古迹，到各地
庙宇、各国胜地去朝拜、巡礼。这里比喻一个接一个，像锁链一样的医疗技术的开发。
② 渥美清（1928—1996年），出生在日本东京下谷区车坂町，日本著名喜剧演员。1954
年5月，因在表演时感染了肺结核而病倒，并做了右肺摘除手术。1968年首次在电视影片
中出演寅次郎的角色。渥美清在48集系列电影《寅次郎的故事》中扮演这个角色到1996年
为止，该片成为世界上播出最久的由同一演员扮演主角的系列电影。
③ 讲谈社出版的经典图册《彩图说·日本大岁时记》，分春夏秋冬和新年，讲解每个节气
的风俗人情、天文地理、自然物候。

后　记

"科学技术工作者必须终生努力进行科学研究，如果在教科书中，哪怕是有一行字记载你的成就的话，就是很了不起的成功。"

此外，"如果不投入毕生的精力，全心全意地进行研究，则断无成就。然而，投入毕生的精力，未能取得任何成就的人也不少。然而，依然有无数的人投入毕生的精力。"

"当回首以往时事，人生什么都不做，那是毫无价值的人生。"

这些都是读书之后留下的记忆。我的悟性差，不懂世事，对这些名言不能做出恰当的反应，更不懂如何发扬光大。为此，我常感到困惑，这只是一些记忆而已。

柳濑隆史（享年94岁）的"面包超人"①的进行曲的歌词中这样唱：

"人为何来到世上，应如何活在世上。"

这些话虽然是对小孩子说的，但是也深入到成人的心中。无论如何，人类的死亡率仍是100%。我满脑子里都在考虑这些事，仿佛在头脑中一边挂着 "千社札"②，一边去完成工作。

---

① 柳濑隆史是日本著名漫画作家，曾任社团法人日本漫画家协会代表理事理事长，其代表作为《アンパンマン（面包超人）》。

② 千社札是在日本神社和寺院参拜用的，贴在天井和墙壁上的姓名贴纸。一般是纸质的，但也有木头和金属制成的千社札。江户时代中期以后开始流行，后来逐渐发展成使用木板的制度。民间认为使用题名札可以获得等同参笼的功德，经过神社寺院许可发布的千社札上有该神社寺院的印章。

给老人让出"银色座位"①（尽管内心并不愿意），促进美术馆降低入场费，给居民社区的老人奉送敬老入浴券等公益事业，一直做到66岁了，自觉没有成就感。故想将梦托付给后一代，此想法越来越强烈，可以说这是自然的现象。即使认为托付是件困难的事，但这是没有办法的事（当然谢绝托付是自由的）。

"人类托付未来的事业，是所谓独特的精神。"

这是以研究大猩猩而著名的山极寿一（现京都大学校长）的论述。

他还说："人类是互助合作的共同体。"

在托付精神之中，这种所谓互助合作的特性是有理论根基的。

我在这本书中所说的故事也是一种托付。其中，所托付的事情正确与否，将来让大家去判断。我怎样思考，就那样原本不变地写出来，因此，我有一种等待接受审判的犯人那样的心情。

"单孔·无气腹、廉价、让手术者机器人化，并取得国民医疗保险的认可。"这就是我毕生创立的事业，我的心愿已实现。

"落语（日本单口相声——译者注）是对人类事业的肯定。"这是立川大师（享年75岁）的遗训。具有笑脸回顾和面对一切事物的心态，就能逐渐得到内心的平静。有时虽然遇到很讨嫌的评价，但是只要有良好的心态去面对，就会得到很好的回忆。

我作为一位业余的作者，写下这样的作品。此时不觉更加想念井上喜久②（享年76岁）的遗训："优雅地去做难事，深入地做优雅的事，愉快地做深奥的事。"为此，我必须努力地完成出版我的作品。

---

① 日本公交车上的善意席位是银色的。——译者注
② 井上喜久1934年生于浅草，2010年4月9日逝世，是著名的日本语语言学家。

此书是为新入门的医师而作（这是一种托付吧），因此使用了有点令人"讨嫌"的梦幻的形式和语言。当将自己的经过深入思考之后的设想，并付之于手术的创作过程，而又将这个过程看作是梦想，此时，却得到许多社会贤达的支持，又和各种各样挫折的体验叠加起来。因而，获得丰富多彩的人生，可以说对此书有高度的自信。

给本教研室全体人员带来的苦劳和困惑，让它束之高阁，衷心感谢之意和寄托的厚望尽在不言中（在默默地祷告）。今天就是良辰吉日，衷心地感谢在攀登研发手术山峰过程中，每天遇到的贵人！

最近，一本值得关注的书隆重出版，此书记载了从136亿年前宇宙起源的大爆炸开始，或者说从46亿年前地球形成开始到现在为止发生的大事。该书还提出这样一个问题：

"人类，归根到底究竟是何物？"

这是发人深省的事，在不可想象、无法控制的岁月中，只能感叹人生之短暂。朋友们！这是千真万确的。

肩负遥远而又沉重的历史重任，跑在时间最前面的朋友们！在我有生之年中（明天也许我已经不在世上了），期待你们为这个事业继续奋斗、勇敢前进！

在此，向耐心阅读这本随意写成的敝作的读者们，致以衷心的感谢！（在神社佛堂中念诵）

最后，向在历经35年风风雨雨的岁月里，精心照料这位麻烦的丈夫的妻子典代，致以深切的谢意！

在搁笔之际，向为了此书的编辑和出版，倾尽全力的医学图书出版社编辑部的中村昌哉氏，致以崇高的敬意和深切的谢意！对此书发表感想和批判者，在此先表达深切的谢意！

东京医科齿科大学名誉教授
东京医科齿科大学附属医院原院长　　　　木原和德（きはらかずのり）
日本泌尿外科微创内腔镜外科学会理事长

E-mail：k-kihara.uro@tmd.ac.jp

译版后记

当我将《ミニマム創手術の来た道、行く道》（《微创手术的来龙去脉》）译稿交给广西科学技术出版社之后，我重温了《庄子·内篇·养生主》中"庖丁解牛"的节选：

庖丁为文惠君解牛，手之所触，肩之所倚，足之所履，膝之所踦，砉然向然，奏刀騞然，莫不中音，合于《桑林》之舞，乃中《经首》之会。

文惠君曰："嘻，善哉！技盖至此乎？"

庖丁释刀对曰："臣之所好者道也，进乎技矣。始臣之解牛之时，所见无非牛者；三年之后，未尝见全牛也。方今之时，臣以神遇而不以目视，官知止而神欲行。依乎天理，批大郤，导大窾，因其固然，技经肯綮之未尝，而况大軱乎！良庖岁更刀，割也；族庖月更刀，折也。今臣之刀十九年矣，所解数千牛矣，而刀刃若新发于硎。彼节者有间，而刀刃者无厚，以无厚入有间，恢恢乎其于游刃必有余地矣。是以十九年而刀刃若新发于硎。虽然，每至于族，吾见其难为，怵然为戒，视为止，行为迟，动刀甚微。謋然已解，如土委地。提刀而立，为之而四顾，为之踌躇满志，善刀而藏之。"

文惠君曰："善哉！吾闻庖丁之言，得养生焉。"

　　"庖丁解牛"的节选通过叙述庖丁解牛的过程，阐明道家"依天理，顺其自然，持之以恒"养生的的方法和规律。但是，从医生的角度来看，此文讲述了外科医师的成长过程，要想外科手术达到炉火纯青的境界，首先需要历经和体会庄子在"庖丁解牛"所论述的三个阶段：

　　第一个阶段，"始臣之解牛时，所见无非全牛；三年之后，未尝见全牛也"。

　　第二个阶段，"依乎天理，批大郤，导大窾，因其固然"。

　　第三个阶段，"动刀甚微，謋然已解，如土委地，提刀而立，为之而四顾，踌躇满志"。

　　一个医学生毕业之后，在从事外科工作时，首先要完成"从全牛到非全牛"的过程，这个过程需要努力学习局部解剖和组织胚胎的知识，只有历经多年的修炼，才能懂得如何在组织器官的间隙中进行层面解剖，从而达到"依乎天理，批大郤，导大窾"的手术境界，实现从量变到质变的飞跃。

　　然而，欲达到"动刀甚微，謋然已解，如土委地"，"踌躇满志"，"游刃有余"，满怀信心地完成手术过程，其操作犹如《桑林》之舞的节奏、《经首》一样的美妙，达到艺术家表演那样的境界，就必须进一步向"RoboSurgeon"的方向修炼。此时，手术不再是一种辛苦的劳作，而是雕刻家对自己塑造的品的欣赏。

　　纵观《微创手术的来龙去脉》可以发现，木原和德教授毕生的追求，正如庖丁对答文惠王时所说："臣之所好者道也，进乎技矣。"木原和德教授之所好之道是，致力将泌尿外科手术从大创伤的开放手术改变为微创（小切口或单孔）无气腹内腔镜辅助的手术，进而向"RoboSurgeon"的方向发展，达到手术对患者的创伤最小、时间短、少出血、康复快、收费低的目的。

木原和德教授创立在无气腹·小切口（3~5 cm）或者在单孔中完成泌尿外科最基本的手术——肾、肾上腺、膀胱、前列腺切除术的独特流派，绝非偶然。在日本东京医科齿科大学，还有一位毕生从事泌尿器官局部解剖的大师——佐藤达夫教授，他指导其他外科医师执笔完成了著作《手术者目睹的泌尿外科局部解剖》。只有认真理解和熟识这样的局部解剖知识，才能理解小切口手术的原理和方法，从而成为优秀的外科医生。

孔子曰："工欲善其事，必先利其器。"木原和德教授在泌尿外科应用腹腔镜过程中，不断改进腹腔镜手术存在的缺点，一开始亲自动手制作一些简单的手术器械，后来引进光学、电学和影像等方面的技术，进而应用现代人工智能技术，最终形成"RoboSurgeon"的手术理念，并且这个理念已得到国际医学界的认可。他一生孜孜不倦对泌尿外科手术进步和发展的追求，充分体现庄子"庖丁解牛"体现的境界和孔子的"工匠精神"。在这个过程中，他几乎达到痴迷的状态，在当教授之后的12年间，其办公室挂着山杉宪治的格言：

なせばなるなさねばならぬ何事も

成らぬは人の爲さぬらりけり（有志者事竟成）

我完成《ミニマム創手術の来た道、行く道》的翻译后，对自己一生从事泌尿外科事业感慨良深，在此留下一幅对联，与同仁们共勉：

欲问前程　才达医学一半

寄语来者　期待百年树人

王植柔

2019年小雪